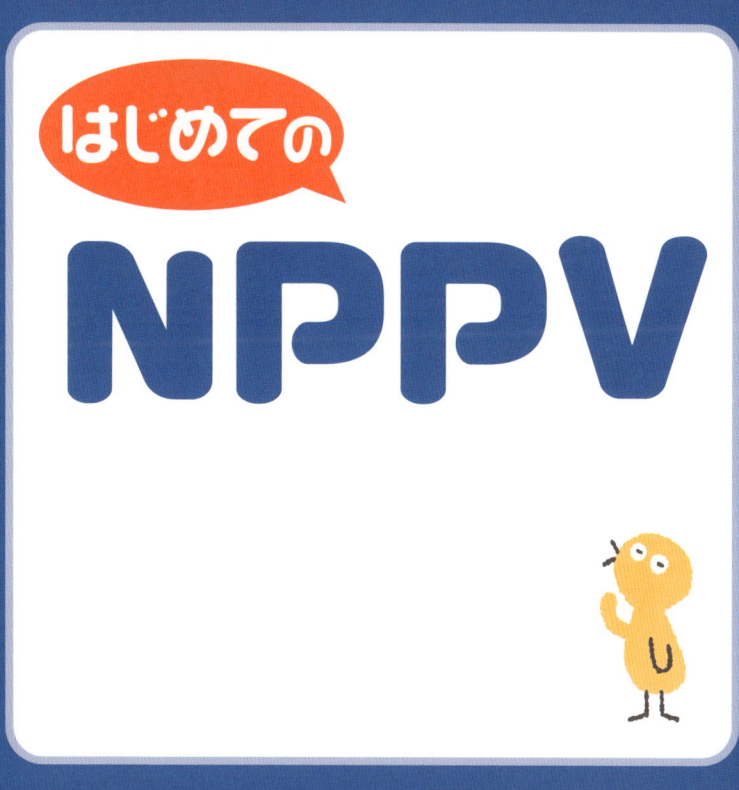

医療法人徳洲会 八尾徳洲会総合病院 副院長
石原英樹 編著

はじめに

　非侵襲的陽圧換気療法（non-invasive positive pressure ventilation；NPPV）がわが国に普及し始めて約15年になります．NPPVの歴史を振り返ると，欧米では睡眠時呼吸異常の研究と治療，神経筋疾患などの慢性呼吸不全の人工呼吸の方法として，1980年代より導入され，現在ではほぼ確立した治療法となっています．一方わが国では，一部の先駆的な施設は1990年頃から取り組みを始めていましたが，一般には1995年頃から徐々に導入が試みられるようになり，本格的な普及は2000年前後以降であると考えています．しかし現在でもNPPVの使用に関しては，施設間格差がかなりあり，NPPVに習熟した施設がある一方で，ほとんど使用していないという施設も少なからずあります．そういった施設のスタッフから話をうかがうと，「やり方がわからない」「うまく導入できなかったのでそれ以降していない」などのコメントをいただくことがあります．

　当センターでは1993年頃からNPPVの導入を開始しましたが，当初はなかなかうまく導入できず試行錯誤の連続でした．うまくいかなかった期間は"針のむしろ"状態で，当時の私の背中に突き刺さっていた冷たい視線の感覚を今でも覚えています．スタッフからはNPPVは「患者には非侵襲的だが，医療者にとっては侵襲的だ！」という意見まで飛び出し，本気で"NPPVからの撤退"を考えた時期もありました．しかし，その後も粘り強く導入を試みると同時にスタッフの教育を行うことで，徐々にうまく導入できるようになり，現在に至っています．

　本書はそういった経験をもとに，『はじめてのNPPV』というタイトルが示すとおり，本療法にほとんどなじみのない，あるいは導入がうまくいかず挫折している方を念頭に置いて執筆いたしました．本書がNPPV導入のきっかけになり，さらなる普及への一助になれば幸いです．

　最後に本書の企画から出版まで，支援と助言を惜しまれなかったメディカ出版，なかでも直接ご担当いただき，忍耐強く原稿を待っていただいた鈴木陽子氏に深甚の謝意を表します．

2012年11月

石原英樹

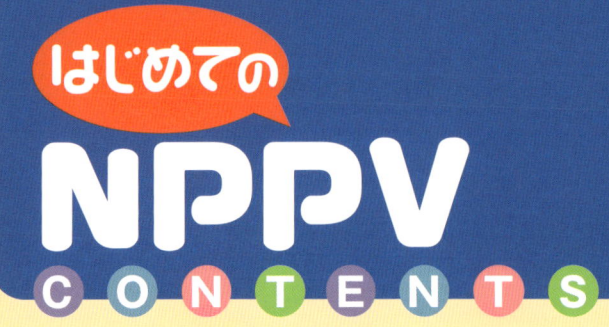
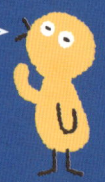

- はじめに ……… 3

第1章 基礎編

1 IPPVとNPPVはどこがちがうの？
- NPPVとは？ ……… 8
- NPPVか？ IPPVか？ ……… 8
- IPPVへの移行 ……… 11

2 NPPVはどんな患者に用いられるの？
- 患者選択・除外基準 ……… 12
- 適応疾患 ……… 12

3 NPPVに用いる機器を見てみよう！
- 人工呼吸器（Respironics V60®の場合） ……… 16
- インターフェース（マスク） ……… 17
- 急性期bilevel PAPの選定 ……… 18

第2章 NPPV管理編

1 設定画面の見方と操作を覚えよう！
- 設定画面 ……… 20
- 設定内容 ……… 21

2 NPPVで使われる換気モードを理解しよう！
- CPAP（持続的気道内陽圧） ……… 25
- S/T ……… 26
- PCV ……… 28

- ●AVAPS……………29
- ●従圧式と従量式……………30

③ マスクの特徴を覚えておこう！
- ●鼻マスク……………31
- ●口鼻マスク……………31
- ●顔マスク……………32
- ●鼻プラグ……………33

④ 操作前チェック・保守点検をしよう！
- ●必要器具……………34
- ●手順……………34

⑤ NPPVにおける「リーク」を理解しよう！
- ●NPPV専用機器（bilevel PAP）の特徴……………38
- ●エアリークとインテンショナルリーク……………39

第3章 患者ケアとモニタリング編

① マスクフィッティングを援助しよう！
- ●患者説明とかかわり方……………42
- ●マスクフィッティングの手順……………43
- ●マスクフィッティングの工夫……………46
- ●皮膚トラブルの予防……………47

② 患者の呼吸・循環を観察しよう！
- ●全身状態の観察……………50
- ●視診・触診……………51
- ●聴診……………51
- ●気道分泌物……………52
- ●血液ガス……………52
- ●パルスオキシメーター……………53

③ 患者の不快感を軽減しよう！
- ●NPPV導入患者ケアのポイント……………54

CONTENTS

❹ グラフィックモニターから情報を得よう！
- グラフィックモニターの波形……………58
- グラフィックモニター波形の観察……………59

❺ アラームの設定と対処を覚えておこう！
- アラームの種類……………61
- 高呼吸回数……………61
- 低呼吸回数……………62
- 低一回換気量……………62
- 高気道内圧……………62
- 低気道内圧……………63
- 低分時換気量……………63

●**編　著**

医療法人徳洲会　八尾徳洲会総合病院　副院長
　（元　大阪府立呼吸器・アレルギー医療センター　　　　石原英樹
　　呼吸器内科主任部長）

●**執　筆**

大阪府立呼吸器・アレルギー医療センター　　　　　　　竹川幸恵
　慢性疾患看護専門看護師

大阪府立呼吸器・アレルギー医療センター　　　　　　　荻野洋子
　呼吸器内科・循環器内科副看護師長／呼吸療法認定士

大阪府立呼吸器・アレルギー医療センター　　　　　　　内田真紀子
　慢性呼吸器疾患看護認定看護師

第1章 基礎編

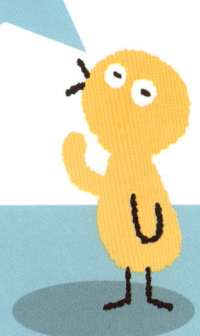

基礎編 1 IPPVとNPPVはどこがちがうの？

IPPVとNPPV,「気管挿管するか,しないかのちがいでしょ？」
それぞれの利点・欠点もちゃんと確認しておきましょう！

NPPVとは？

非侵襲的陽圧換気療法（non-invasive positive pressure ventilation；NPPV）は，侵襲的な気道確保である気管挿管や気管切開をせずに，マスクを用いて行う陽圧換気療法です．

＊厳密な定義では，持続的気道内陽圧（continuous positive airway pressure；CPAP）は換気の観点からNPPVには含まれませんが，どちらも急性呼吸不全に対する治療で用いられるため，ここではCPAPも含めてNPPVとして説明します．

★ NPPV装着中の患者

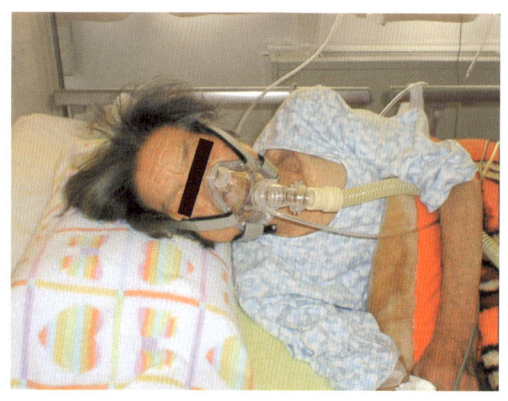

★ IPPV装着中の患者

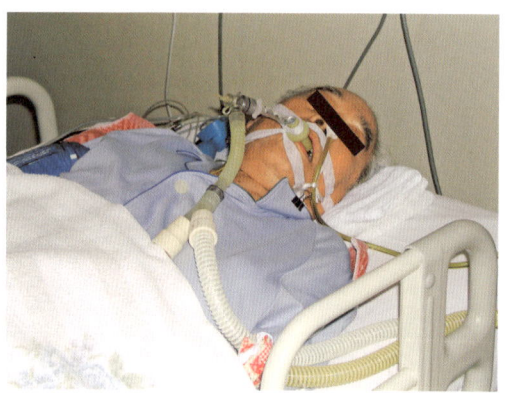

NPPVか？ IPPVか？

★ NPPVの利点
- 導入が容易で簡便
- 会話が可能
- 食事摂取が可能
- 気管挿管に伴う危険性が回避可能
- 状況に応じて，いつでも中断可能
- 体位変換が容易（沈下性肺炎のリスクを減少）

★ NPPVの欠点
- 患者の協力が不可欠
- 気道と食道が分離できない
- 気管吸引が困難
- マスクの不適合，マスクによる障害
- 高い気道内圧を確保するのが困難
- 医療スタッフの習熟と慣れが必要

★ 各種インターフェースの比較

	経口・経鼻挿管	気管切開	NPPV
長所	● 簡単，手術なしで素早く行える ● 出血の危険性が少ない	● 気管より上のレベルでの障害を起こさない ● 気道吸引が容易 ● 太い気管チューブの使用が可能 ● 患者に苦痛がない ● 気管チューブの交換が比較的容易 ● 工夫により会話可能 ● 経口摂取可能	● 挿管よりも簡便で素早く行える ● 挿管・気管切開に伴う合併症を起こさない ● 中断・再開が容易
短所	● 気管レベルより上（鼻腔，咽頭，声門，声門下）での障害が起きやすい ● 気道吸引がやや困難 ● 患者に苦痛 ● 会話不能	● 手術操作に関連した合併症（出血，感染，気胸など）の可能性 ● 遅発性合併症（抜去困難，瘢痕）の可能性	● マスクによる皮膚の発赤・潰瘍などの可能性 ● 換気・酸素化の確実性の面で劣る ● 患者の協力が必要

　NPPVは従来の気管挿管下の侵襲的人工呼吸（invasive positive pressure ventilation；IPPV）と比べ，導入の容易さと簡便性，患者に対する侵襲度が低いというメリットがあります．

　急性呼吸不全患者に対する人工呼吸療法の適応は，本人および患者家族の希望，臨床経過，増悪をきたした原因の可逆性などにより，総合的に判断されるべきです．

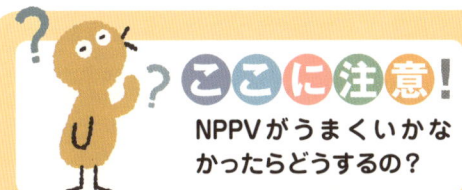

? ここに注意！
NPPVがうまくいかなかったらどうするの？

　NPPVがうまくいかなかった場合に，IPPV，気管切開下陽圧換気療法（tracheostomy positive pressure ventilation；TPPV）に移行するのか，NPPVを最大限の治療とするのかなどを，事前に（できれば安定期に）本人・患者家族および主治医でよく話し合っておきましょう．

★ NPPVを選択

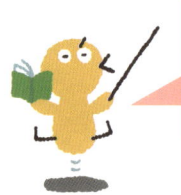

導入の容易さ・簡便性，患者に対する侵襲度の低さから，まずNPPVを選択します

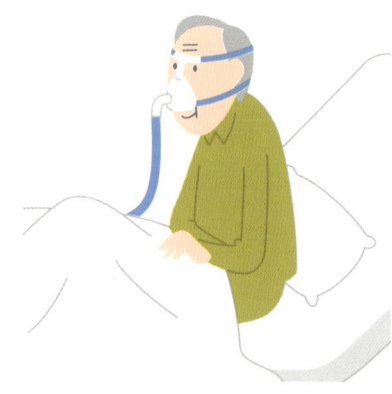

★ IPPVを選択

- 誤嚥がある場合
- 喀痰などの分泌物の自己喀出が困難なため，気道確保が必要である場合
- 呼吸が微弱で生命の危機が迫っている場合

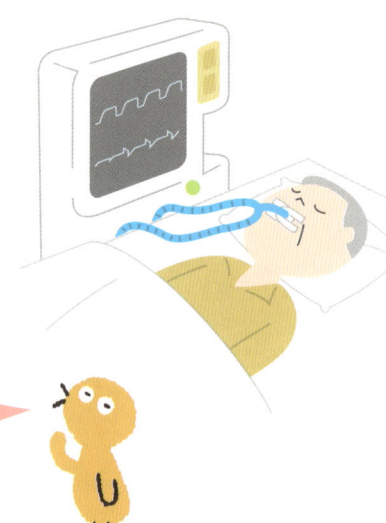

NPPVはすべての患者に有効ということではありません

★ IPPVの合併症

IPPVには，さまざまな合併症を生じうる可能性があります．特に次の2つは重要です．

①人工呼吸器関連肺炎（ventilator associated pneumonia；VAP）
②圧などによる気道・肺損傷（ventilator induced lung injury；VILI）

VAPに関しては，ICUでは挿管患者の6～52％に肺炎が発生し（非挿管患者の6～21倍），死亡率は2～10倍になるとの報告があります[Kollef, M. 1993]．NPPVは侵襲的な気道確保を行わないため，VAPを減少させ，予後を改善する可能性があります．また，NPPVによる肺損傷の報告が非常に少ないことを考えると，この点においても有用である可能性があります．

IPPVへの移行

★誤嚥がある場合
　喀痰などの気道分泌物が多く，自己喀出が困難な症例では，窒息の危険があるため，気道確保の観点からもIPPVが適切です．

★NPPVを導入しているにもかかわらず，高二酸化炭素血症を伴う呼吸性アシドーシスあるいは低酸素血症が改善しない場合
　まずNPPVの条件設定の変更を試みますが，それでも改善が認められない場合，適応を十分考慮したうえでIPPVへ移行します．

●IPPVへの移行の見極め
　現時点では特に基準はありませんが，NPPV開始後数時間以内に血液ガス所見の改善がない場合，意識レベルに改善がない場合などにIPPVを考慮します．NPPVが不適当と思われる患者には，IPPVを選択すべきです．

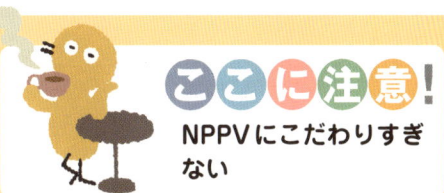

ここに注意！
NPPVにこだわりすぎない

　NPPVの不適切な使用は合併症のリスクを大きくするので，患者の選択には十分な注意が必要です．NPPVに固執しすぎないようにしましょう．

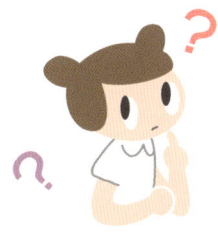

NPPVによって呼吸状態が改善しているかを見極めるのね

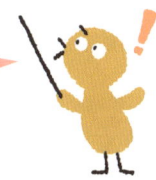

NPPVは気管挿管を回避する手段，あるいは別の治療を始めるまでの"critical"な時間を乗り切るための手段であって，これらに代わるものではありません

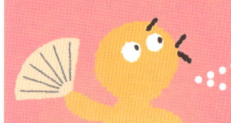

NPPVはどんな患者に用いられるの？

基礎編 2

NPPVのメリットは大きいけれど、だれにでも有効なわけではありません。導入時の注意点もしっかりおさえておきましょう。

患者選択・除外基準

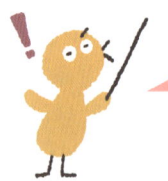

患者選択にあたって最も重要なことは、NPPVについて患者自身・家族に十分説明し同意を得ることです

NPPVは、患者の協力なしでは実施できないので、意識状態がある程度清明であることが望ましいです。しかし、熟練した施設では、意識レベルが混濁している患者でも、NPPVで急性期を乗り切ることができるケースも多くあります。

★ 除外基準

- 呼吸停止、極端に呼吸循環動態が不安定な患者
- 患者の協力が得られない場合
- 何らかの気道確保が必要な場合（気道分泌物が多いなど）
- 頭部・顔面に外傷あるいは火傷がある場合
- ドレナージされていない気胸がある場合

適応疾患

★ 急性期NPPVの主な適応疾患

- 心原性肺水腫
- COPD急性増悪
- 気管支喘息
- 肺結核後遺症急性増悪
- 間質性肺炎
- 人工呼吸からの離脱支援
- 胸郭損傷
- 免疫不全
- ARDS/ALI
- 重症肺炎

日本呼吸器学会の「NPPVガイドライン」には、エビデンスと推奨度が示されています

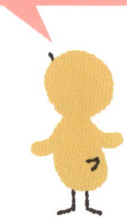

●心原性肺水腫

★心原性肺水腫患者へのNPPV導入の有用性

CPAPには，従来の酸素療法と比べ有意な呼吸数減少，酸素化の改善，血行動態の改善，気管挿管減少などの効果があります．bilevel PAPにも同様の効果があることが報告されています．

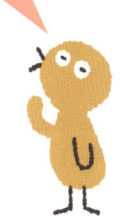

心原性肺水腫に対するNPPVには，非常に強いエビデンスがあり，治療の第一選択となっています

★心原性肺水腫患者へのNPPV導入基準

- 呼吸困難を伴う低酸素血症
  （酸素12L/min以上あるいは$F_IO_2>50$で$SpO_2≦95％$）
- 酸素投与下で$SpO_2≧95％$でも，起坐呼吸，あえぎ呼吸など臨床上強い呼吸困難を伴う場合も考慮

心原性肺水腫に対するNPPVを成功させるためには，いたずらに酸素投与だけで経過観察するのではなく，NPPVを第一選択とし，積極的に早期から開始しましょう！

特に低酸素血症に呼吸困難を伴っている場合は，ただちに開始する必要があります！

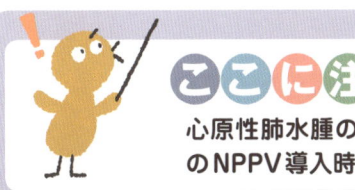

ここに注意！ 心原性肺水腫の患者へのNPPV導入時

【導入を慎重に検討すべきケース】
- 低酸素血症が改善しない場合
  高度の心機能低下状態の可能性があります．
- 肺炎や気管支炎による喀痰の排出ができない場合
  肺炎などの感染症を契機に心不全が悪化する場合，喀痰の量と自己喀出可能かどうかが問題になります．喀痰の自己喀出が不良の場合は，IPPVへの移行を考慮します．

●COPD急性増悪

★COPD急性増悪患者へのNPPV導入の有用性

　COPD急性増悪に対するNPPVの効果については，その有用性はほぼ確立されています．NPPVの成功率は80〜85％と高く，血液ガス所見の改善，息切れの軽減，入院期間の短縮というエビデンスが得られています．さらに，NPPVにより，死亡率の改善や挿管率が低下するとも報告されています．

★COPD急性増悪患者へのNPPV導入基準　＊以下の2つ以上

- 高度の呼吸困難を認める
- 薬物療法・酸素療法に反応不良である
- 吸気補助筋の著しい活動性，奇異性呼吸を認める
- 呼吸性アシドーシスまたは高二酸化炭素血症
  （pH＜7.35，$PaCO_2$＞45mmHg）

　COPD急性増悪時の人工呼吸（侵襲・非侵襲ともに）開始のタイミングとして重要なのは，急激に進行する（代償されない）呼吸性アシドーシスです．もちろんこのほかに，患者の意識レベル，呼吸状態などもあわせて考慮します．

ここに注意！　気胸

　急性増悪の原因の一つに気胸があります．気胸を見落としたまま，人工呼吸などの呼吸管理を行うと，緊張性気胸からショック状態に陥る可能性があるので注意が必要です．胸部X線写真にて気胸が診断されれば，胸腔ドレナージを考慮します．

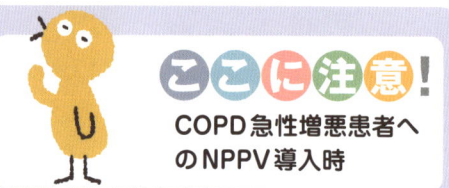

ここに注意！　COPD急性増悪患者へのNPPV導入時

- 急性増悪時に多い速くて浅い呼吸パターン（rapid shallow pattern）の場合
  患者の自発呼吸が呼吸器を十分トリガーできるかどうか，また患者の呼吸に呼吸器の設定がよく追従しているかどうかの見極めが重要です．

●気管支喘息

★気管支喘息患者へのNPPV導入の有用性

　最近，気管支喘息重積発作時の新しい呼吸管理戦略として，NPPVの有用性が指摘されています．マスク下でのプレッシャーサポートによる圧補助とカウンターPEEPを負荷することで，喘息発作による呼吸不全を改善させる可能性があります．気管挿管を必要としないため，早期からの導入が可能となります．

★気管支喘息重積発作時の導入基準
＊以下のいずれかを満たす場合（ただし自覚症状が強い場合は早めに導入してよい）

- β_2刺激薬の吸入で改善の乏しい呼吸困難
- 著明な努力呼吸
- 明らかな呼吸筋疲弊がみられる
- $PaCO_2$上昇（$PaCO_2 > 45mmHg$）

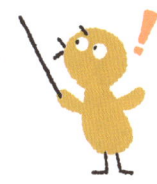

特に呼吸性アシドーシスを伴う高二酸化炭素血症を認める場合には，早期の導入を考えましょう！

NPPVで改善がみられない場合は，速やかにIPPVへ移行しましょう！

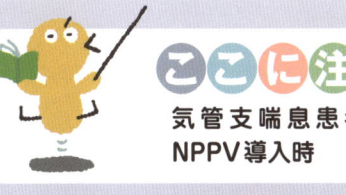

ここに注意！
気管支喘息患者へのNPPV導入時

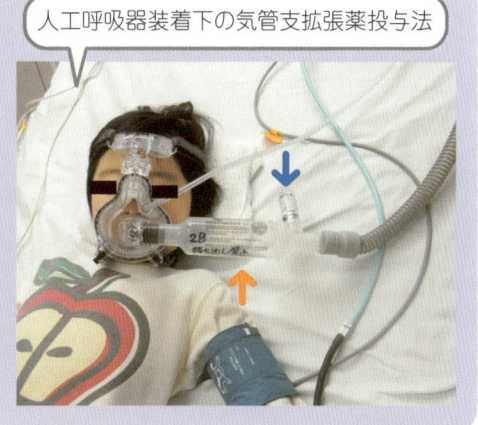

人工呼吸器装着下の気管支拡張薬投与法

　NPPVには喘息発作そのものを抑える効果はないので，喘息に対する治療が必ず必要です．スペーサー（↑）を回路の途中に接続し，吸気に合わせて気管支拡張薬（↓）を噴霧することで，効率のよい吸入が可能になります．

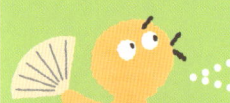

基礎編 3 NPPVに用いる機器を見てみよう！

NPPVを実施する際に用いる機器にはどういうものがあるのでしょうか？実際に見てみましょう！

人工呼吸器（Respironics V60®の場合）

★ 人工呼吸器本体と呼吸回路・加温・加湿器

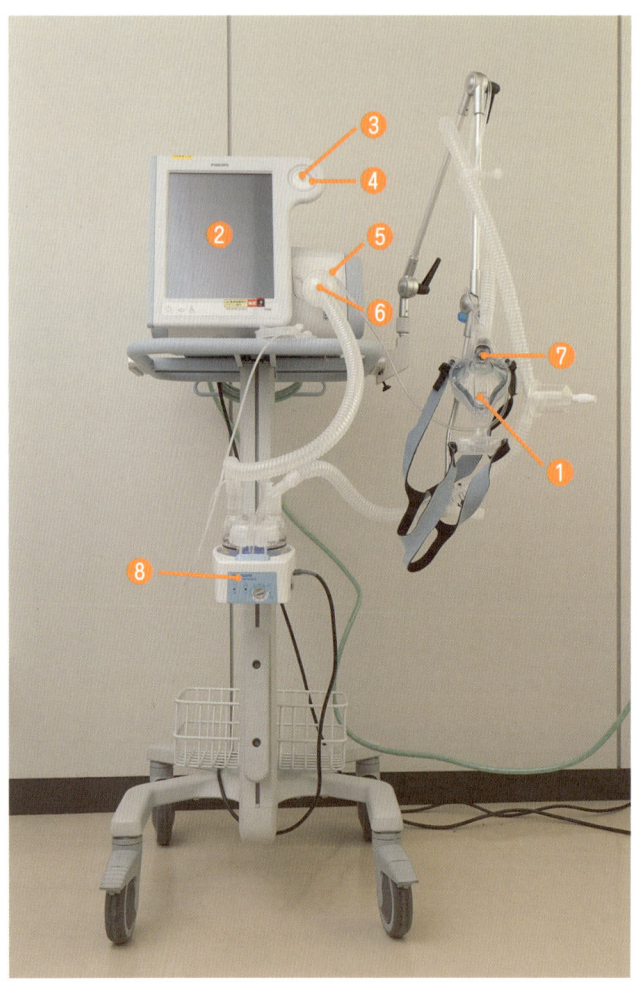

1. マスク
2. フロントパネルタッチスクリーン
3. 確定ボタン
4. ナビゲーションリング
5. プロキシマルポート
6. 呼吸回路接続口
7. 呼気ポート
8. 加温加湿器

インターフェース（マスク）

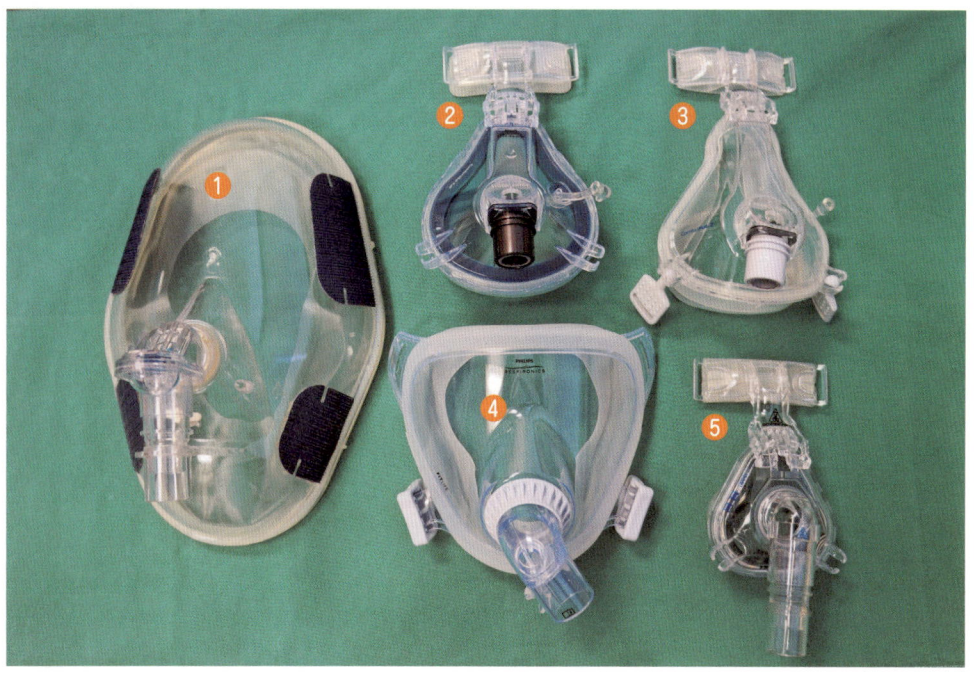

❶❹顔マスク，❷❸口鼻マスク，❺鼻マスク

このほかにもいろいろな種類のものがあります。マスクによってインテンショナルリークの部位（p.38参照）（呼気ポート）が異なるので注意が必要です！

p.31〜33も見てね

マスクの形状・素材・サイズがいろいろあるので，できるだけ多くの種類のマスクを用意し，その特徴を把握しておきましょう！

ここに注意！
呼気ポートの有無

　ICU型人工呼吸でも使用可能な，インテンショナルリーク部位（呼気ポート）のないマスクがありますが，Respironics V60®のようなbilevel PAP専用機を使用する際は，専用のマスク（呼気ポート付き）を使用しましょう！

急性期bilevel PAPの選定

急性期に使用する機種の選定にあたっては，アラーム・モニタリング機能を搭載した機種を第一選択にすべきです．また，高濃度酸素投与を必要とする場合には，F_IO_2を設定できる機種を選定する必要があります．

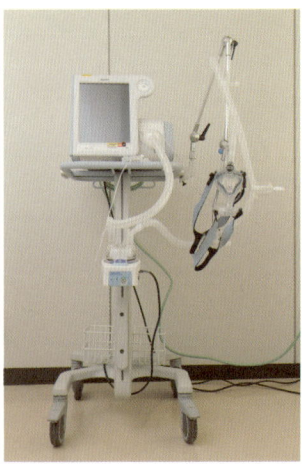
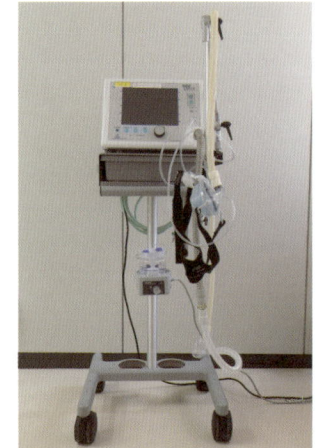

★ Respironics V60® ★ BiPAP Vision®

bilevel PAPとは？

高い圧と低い圧の2つのレベル圧，すなわち吸気時に高い圧である吸気圧（inspiratory positive airway pressure；IPAP），呼気時に低い圧である呼気圧（expiratory positive airway pressure；EPAP）をかける方式です．このタイプの機種は，リークを許容した設計となっているため，マスクのずれや開口による予期せぬリーク（unintentional leak）にも，ある程度までは対応可能です．

★ 圧力の設定（設定範囲は機種によって異なる）

	下限	上限
EPAP	2〜4cmH$_2$O	15〜25cmH$_2$O
IPAP	2〜4cmH$_2$O	20〜40cmH$_2$O

IPAPとEPAPの圧差（IPAP − EPAP圧）がプレッシャーサポート圧となり，換気効率に関係します．EPAP圧は，二酸化炭素再呼吸の防止以外に，PEEP効果としての酸素化の改善効果や内因性PEEPに対するカウンターPEEPの効果も期待できます．

第2章 NPPV管理編

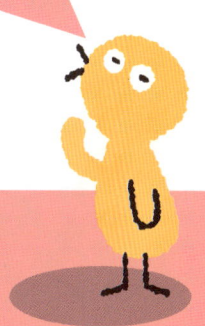

設定画面の見方と操作を覚えよう！

NPPV 管理編 1

まずは人工呼吸器の設定画面を理解しましょう！

設定画面

● S/T モード

モード：ガスの入れ方
IPAP：吸気圧
EPAP：呼気圧
Rate：呼吸数
O₂：酸素濃度
I-Time：設定された吸気時間
Rise：吸気圧が設定圧に上昇する速度

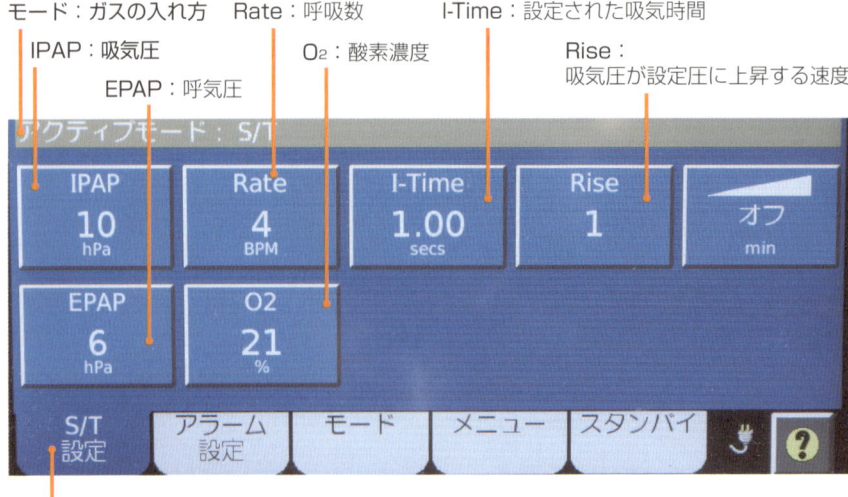

設定するモード

● AVAPS モード

Vт：換気量目標値

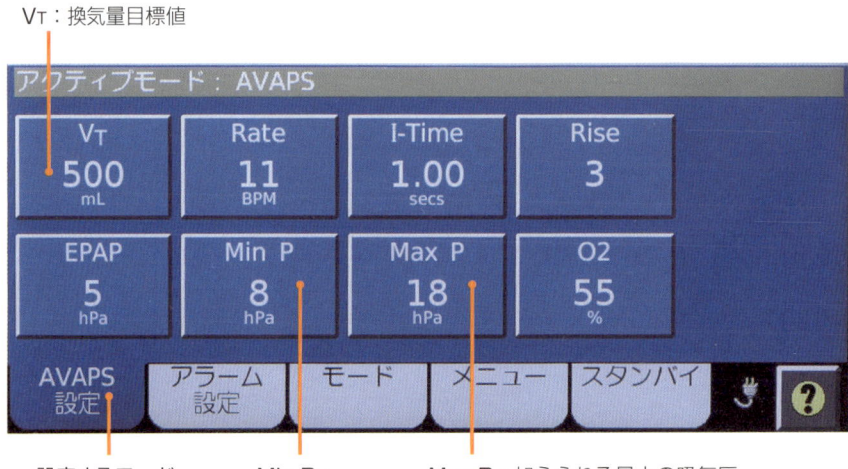

設定するモード　　Min P：加えられる最小の吸気圧　　Max P：加えられる最大の吸気圧

設定内容

●モード

ガスの入れ方のことで，CPAP，S/T，PCV，AVAPSの4種類があります．

CPAP 強制換気のない自発呼吸モードです．
S/T プレッシャーサポートモード＋強制換気モードです．
PCV 圧補助換気＋強制換気モードです．
AVAPS S/Tモードで目標一回換気量が設定できます．

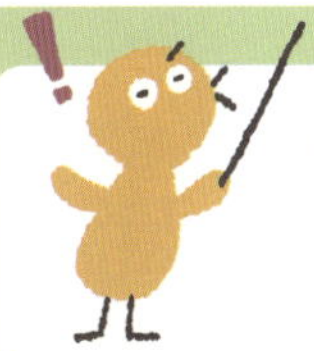

ここに注意！
PSV（圧支持換気，プレッシャーサポート）

PSV（pressure support ventilation）は，患者の吸気努力を感知し，設定したPS圧で呼吸を補助する方法です．吸気時間は患者の吸気に依存します．

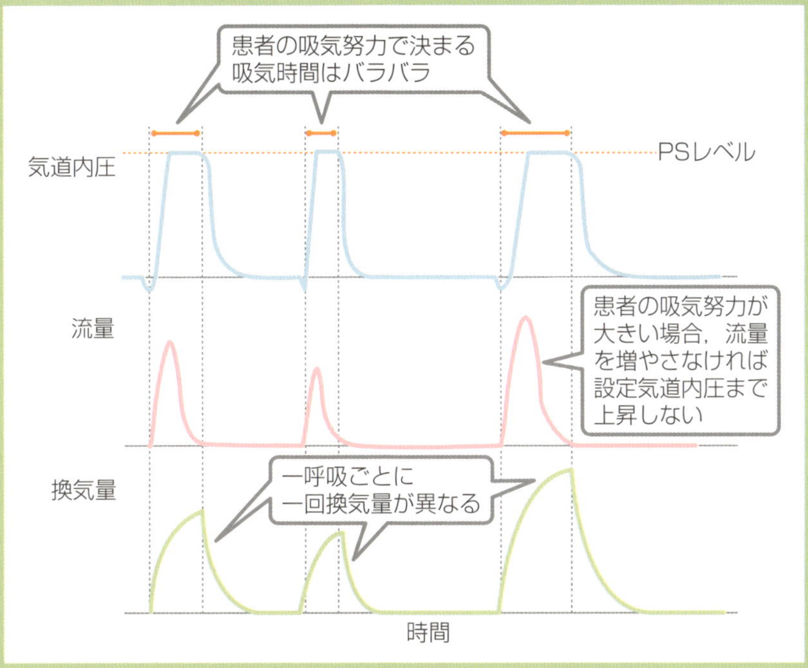

気道内圧 — 患者の吸気努力で決まる吸気時間はバラバラ — PSレベル

流量 — 患者の吸気努力が大きい場合，流量を増やさなければ設定気道内圧まで上昇しない

換気量 — 一呼吸ごとに一回換気量が異なる

時間

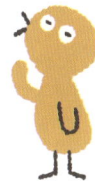

無呼吸や吸気努力が弱い場合，トリガーエラーが起こりPSVが作動しないので注意が必要です

● 設定圧

IPAP：吸気圧（高い方の圧）

EPAP：呼気圧（低い方の圧）

IPAP − EPAP ＝ PS（プレッシャーサポート）圧

EPAP ＝ PEEP圧

★ PEEP（positive end-expiratory pressure）

呼気時に圧を0cmH₂Oまで下げずに陽圧を保つ方法です．

利 点	欠 点
● 機能的残気量を増加させ，酸素化を改善する ● 気道の閉塞を防ぎ，虚脱した肺胞を開放する ● 肺血管外水分量の減少を図る	● 気胸などでは，エアリークを悪化させる ● 静脈還流減少による血圧低下を起こすことがある

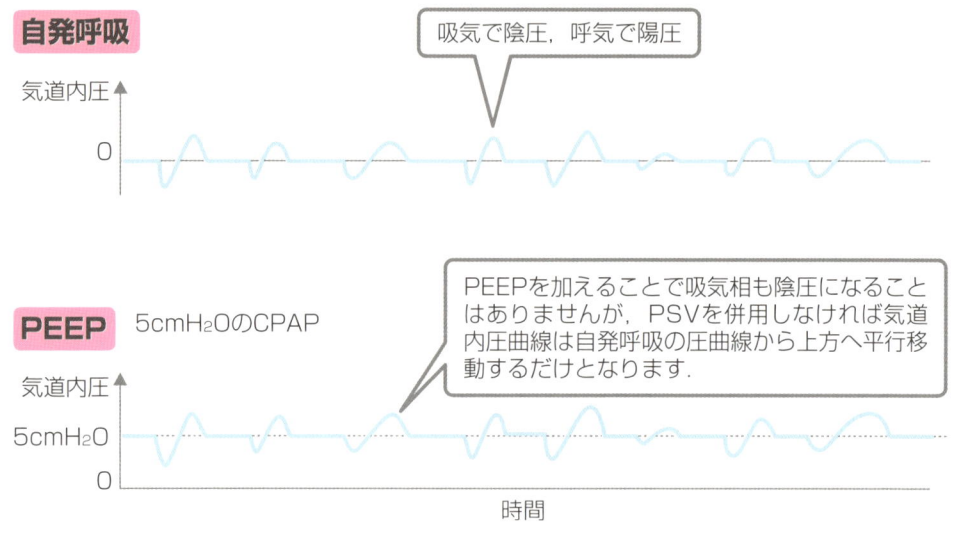

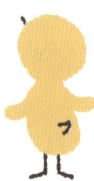

●パネル操作

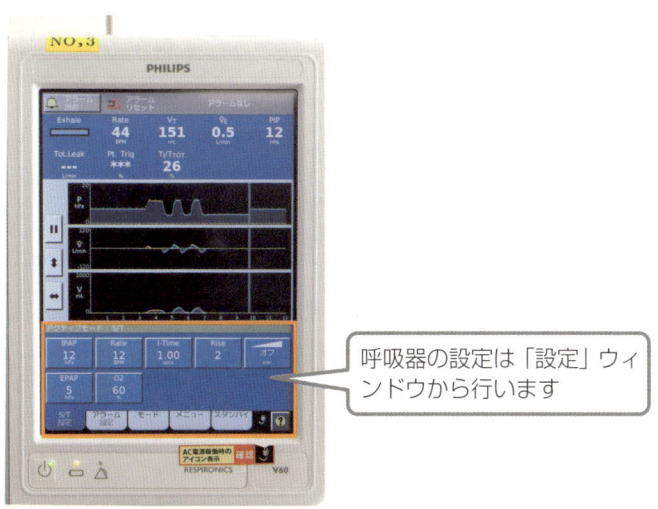

呼吸器の設定は「設定」ウィンドウから行います

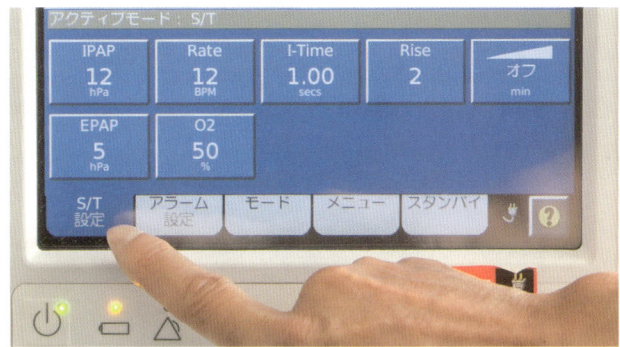

❶「設定」ウィンドウを開きます.

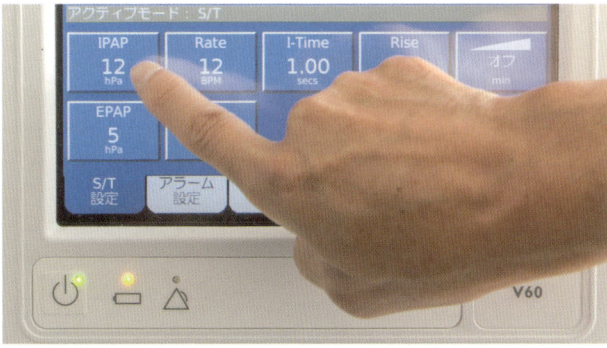

❷変更したい選定項目にタッチします（写真はIPAPの設定をする場合).

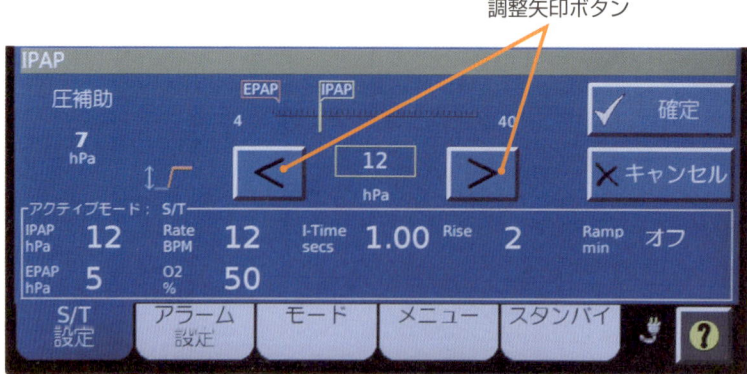

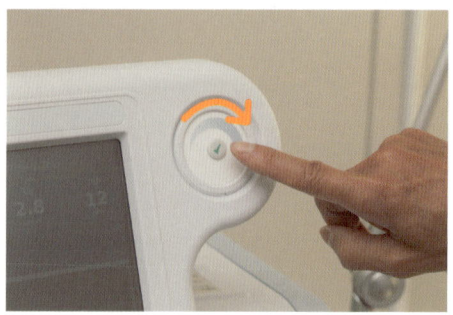

❸ 調整矢印ボタンまたはナビゲーションリングで設定を調整します．

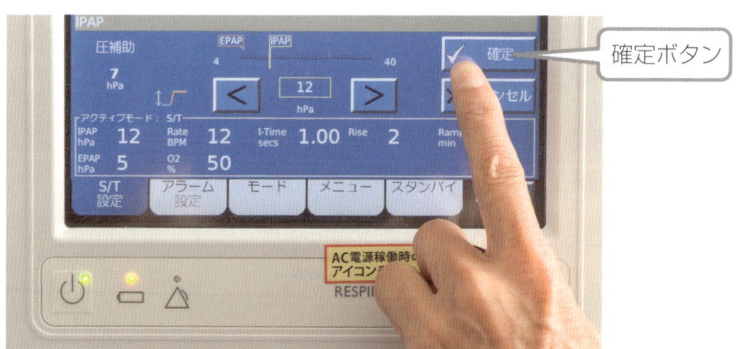

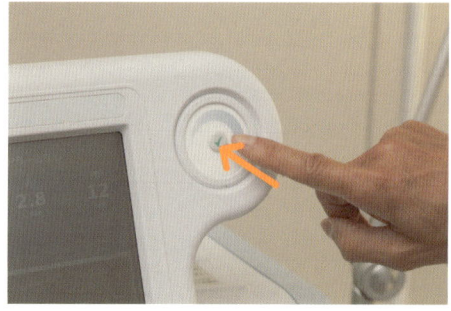

❹ 確定ボタンまたはナビゲーションリング中央の確定ボタンを押して確定します．

NPPVで使われる換気モードを理解しよう！

NPPV管理編 2

換気モードとはガスの入れ方のことで，機種によって使用できる種類が異なります．

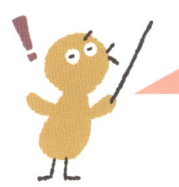

Respironics V60®の換気モードには，CPAP，S/T，PCV，AVAPSの4種類があります

CPAP（持続的気道内陽圧）

　CPAP（continuous positive airway pressure）は，吸気・呼気ともに一定の陽圧をかけるモード（すなわち，吸気気道陽圧：IPAP＝呼気気道陽圧：EPAP）です．肺の膨らみを維持する効果があり，酸素化の改善目的で使用されます．換気補助の効果がないので，高二酸化炭素血症の患者への改善効果は期待できません．これに対してそのほかの3つのモードは，いずれも換気補助と酸素化の改善効果の両方が期待できます．

★設定項目

　CPAP圧，F_IO_2，C-Flex

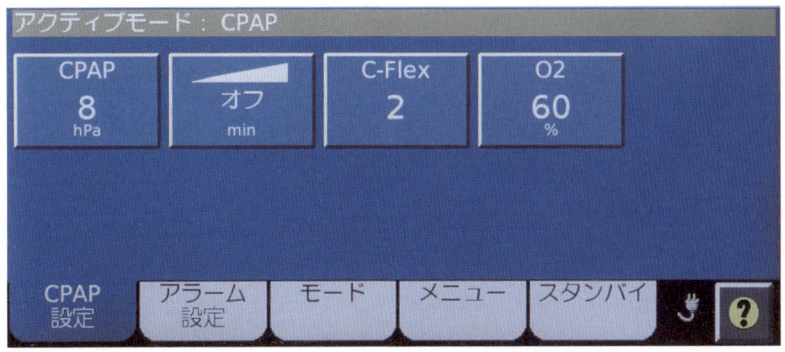

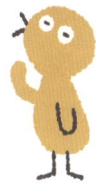

C-Flexという補助機能により，呼気開始時に圧力を削減し，呼気の終了前に設定されたCPAP圧に戻るような設定も可能です

★ CPAPの利点
- 自発呼吸に陽圧が付加されるため，気道内圧や胸腔内圧が低く維持できる
- 気道の閉塞を防ぐ
- 自然な呼吸に近い
- C-Flexにより不快感を軽減する

★ CPAPの欠点
- 換気補助の効果はない
- 静脈還流阻害，頭蓋内圧上昇の危険がある

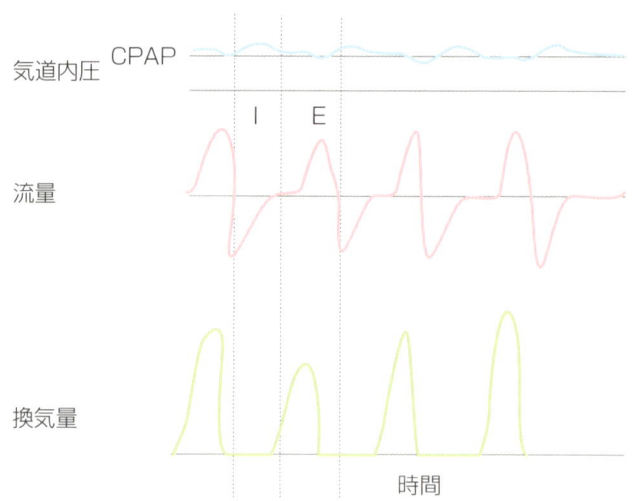

ここに注意！
無呼吸

NPPV機器では，CPAPモード使用時に患者が無呼吸になっても，ICU型人工呼吸器のようにバックアップ換気機能は作動しません．無呼吸/低呼吸アラームが頻発するようなら，換気モードそのものの変更を検討しましょう．

S/T

　S/T（spontaneous/timed）は，患者の自発呼吸があるときには，Sモードで作動し，一定時間自発呼吸をトリガーできない場合に，バックアップ呼吸（いわゆる強制換気）が始まります．たとえばバックアップ呼吸回数を12回/minに設定した場合，5秒間自発呼吸がない（自発呼吸をトリガーできない）とバックアップ呼吸となり，IPAPが開始されます．強制換気時には，設定時間後（I-Time）にIPAPからEPAPへ切り替わります．

★ 設定項目

IPAP, EPAP, 呼吸回数, I-Time, ライズタイム, FiO₂

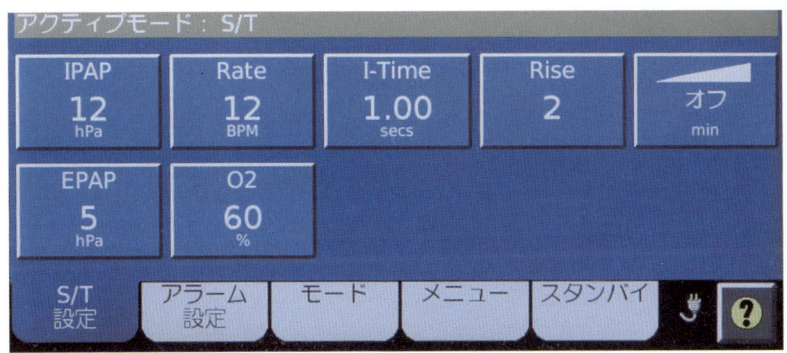

★ S/Tの利点

- 患者の呼吸パターンに近い
- バックアップ換気機能がある

★ S/Tの欠点

- 換気量が不均一

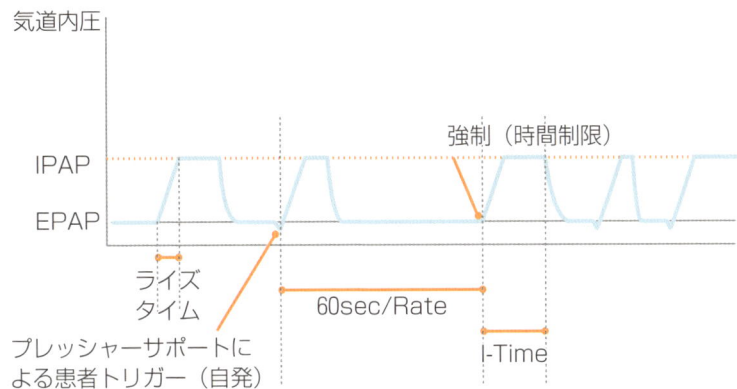

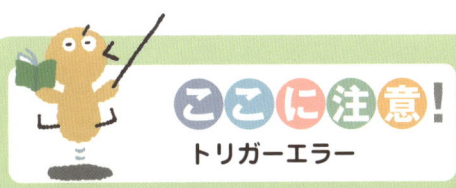

ここに注意！ トリガーエラー

Sモードは，患者の自発呼吸のみを補助するモードです．すなわち，呼吸回数・吸気時間・呼気時間を患者の呼吸パターンに合わせて行います．逆に自発呼吸がなくなったり，自発呼吸がきわめて弱かったりすると，トリガーエラーのため機器が作動しなくなるので注意が必要です（Respironics V60®には非搭載）．

PCV

PCV（pressure control ventilation）は，原理的にはS/Tモードとほとんど同じですが，自発呼吸をトリガーしたときの補助換気の吸気時間が設定時間（I-Time）で規定されるところが，S/Tモードと違います．

★設定項目

IPAP， EPAP， 呼吸回数， I-Time， ライズタイム， F_IO_2

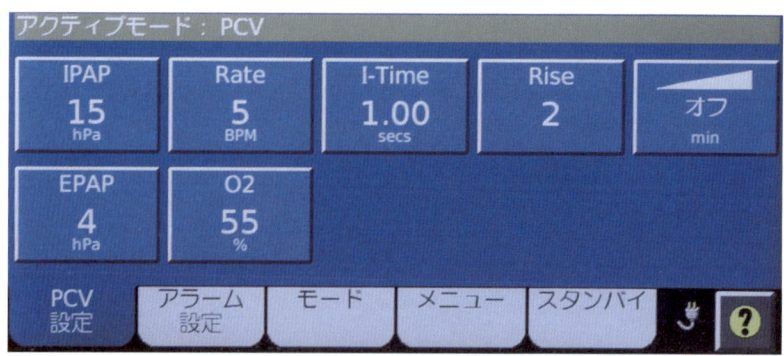

★PCVの利点
- 換気量が均一
- バックアップ換気機能がある

★PCVの欠点
- 補助換気時の吸気から呼気への転換が少し不自然

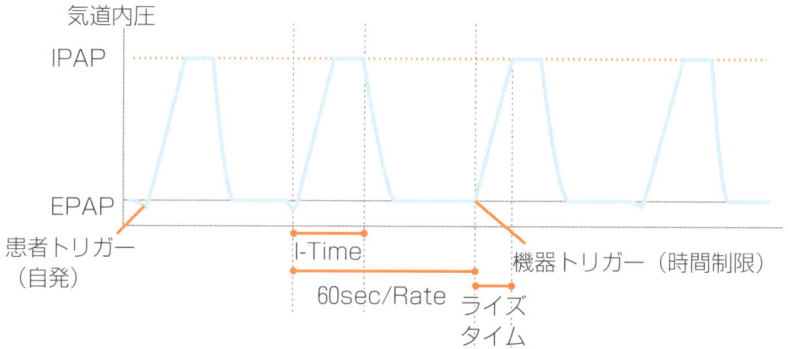

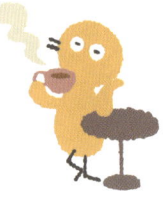

患者の不快感軽減のために，いきなり設定圧を供給せず，設定時間内に徐々に圧を増加させるランプ機能という補助機能もあります．AVAPS以外のモードで使用できます．

AVAPS

　AVAPS（average volume-assured pressure support）は，換気モードとしてはS/Tモードで作動し，さらに設定した目標一回換気量を確保できるように，人工呼吸器が設定範囲内で圧（IPAP）を可変してくれます．

★設定項目

　一回換気量，最大IPAP，最小IPAP，EPAP，呼吸回数，I-Time，ライズタイム，FiO₂

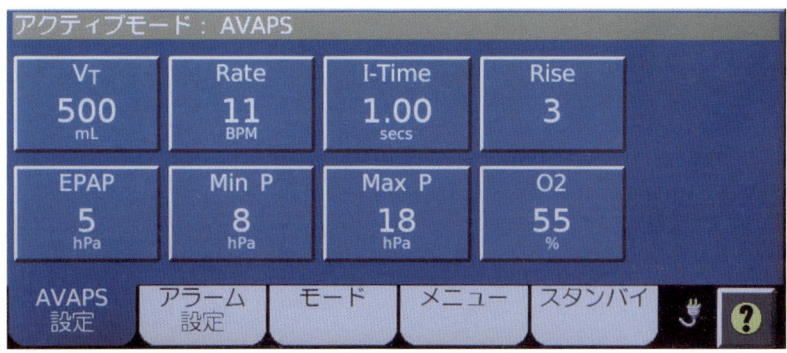

★AVAPSの利点
- 換気量確保が可能
- バックアップ換気機能がある

★AVAPSの欠点
- 目標一回換気量を得るための目標圧が最小IPAPと最大IPAPの範囲外の場合，目標換気量は達成できない

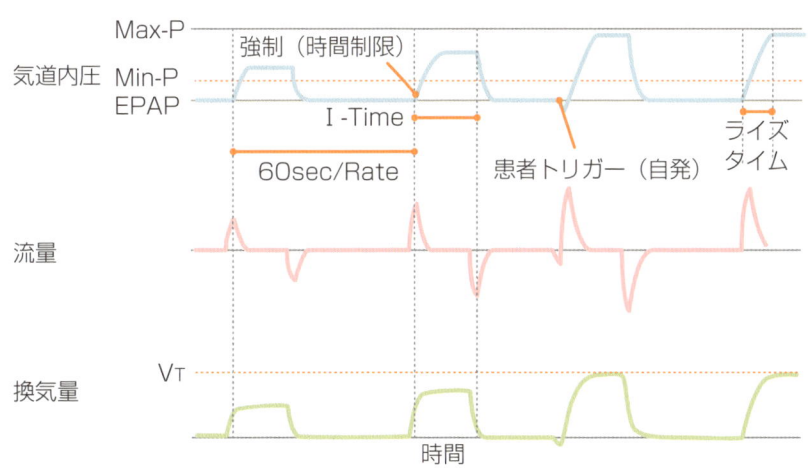

従圧式と従量式

　ガスを送るときに気道内圧が設定値になるまで空気を送る方法を従圧式，設定量の空気を送る方法を従量式といいます．Respironics V60®などのbilevel PAP人工呼吸器の場合，換気様式は従圧式ですが，AVAPSモードでは目標換気量を設定することが可能です．

★従圧式の利点

- 肺が硬くても（コンプライアンスの低い肺），設定圧以上に吸気圧が上昇することがないため，肺損傷の危険が低い

★従圧式の欠点

- 肺のコンプライアンスによって，換気量が変動する（硬い肺では換気量が少なくなり，軟らかい肺では大きくなる）

★従量式の利点

- 設定した一回換気量が確実に保証される

★従量式の欠点

- 肺が硬い（コンプライアンスの低い肺）場合，気道内圧が上昇し，気胸などの肺損傷が起こるおそれがある

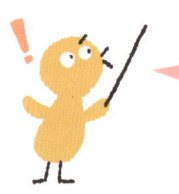

通常の人工呼吸器（ICU型人工呼吸器）の換気様式はPCV（圧規定式換気）とVCV（量規定式換気）ですが，ここで説明している従圧式・従量式とは厳密には少し違います

NPPV管理編 3

マスクの特徴を覚えておこう！

マスクの選択・フィッティングがNPPVの成否のポイントです．

インターフェースとしてのマスクはとても重要です．通常は鼻マスクを用いることが多いですが，開口によるリークのためうまく導入できない症例があります．そのような場合には顔マスクを用います．また，患者にベストフィットのマスクを選択することが重要で，マスクの選択・フィッティングがNPPVの成否を左右すると言っても過言ではありません．

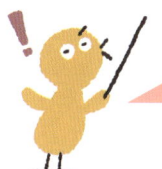

マスクの形状・素材・サイズがいろいろあるので，普段からできるだけ多くの種類のマスクを用意し，その特徴を把握しておきましょう

鼻マスク

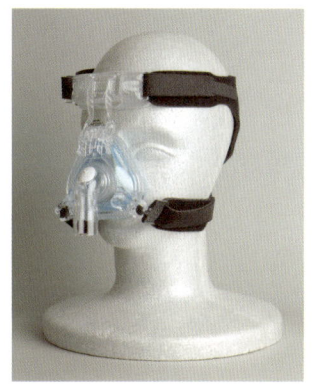

死腔・圧迫感が少なく，気道分泌の自己喀出も可能です．開口によるリークのため，うまく導入できないことがあります．

口鼻マスク

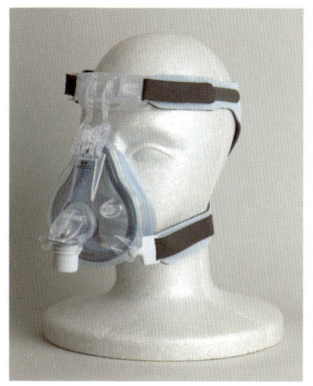
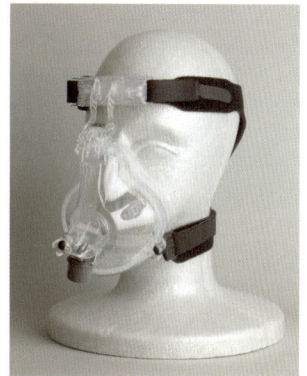

死腔・圧迫感は鼻マスクより多くなります．開口によるリークが問題になる場合に使用します．

顔マスク

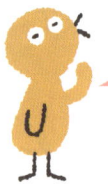
一見圧迫感が非常に強そうなマスクですが，顔に接する部分に軟らかいインナーフラップ（クッション）があるため，意外に不快感がありません

★トータルフェースマスク®

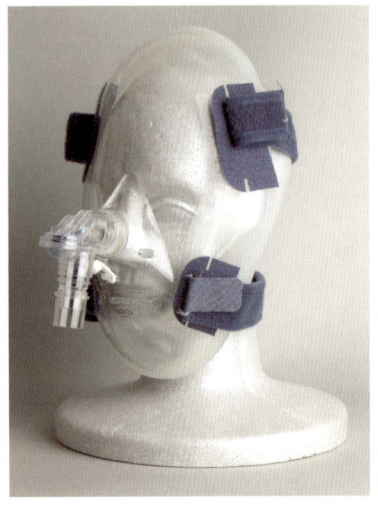

★フィットライフ トータルフェースマスク®

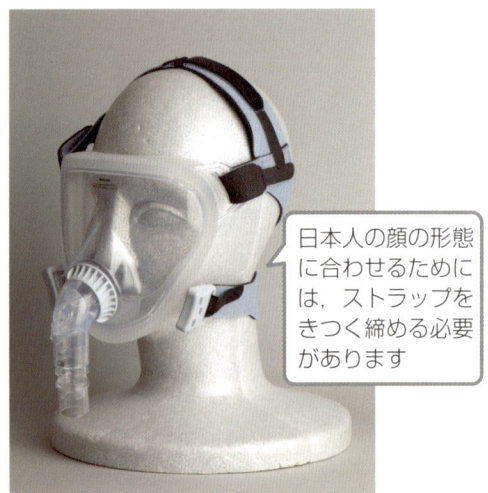

日本人の顔の形態に合わせるためには，ストラップをきつく締める必要があります

　マスクで，顔全体を覆うようなマスクです．リークも少ないというメリットがある反面，マスク内の死腔が大きいという欠点もあります．他のマスクには，素材・形状が同じでサイズが異なるものがありますが，このマスクはワンサイズです．

　トータルフェースマスク®より一回り小さいものです．トータルフェースマスク®と比べ，死腔・圧迫感は軽減しますが，額部分のアーチがきつくなっています．

ここに注意！
気道分泌物の喀出

　口鼻マスク，顔マスク使用時は，気道分泌物を喀出する際には，いったんマスクを外す必要があります．

鼻プラグ

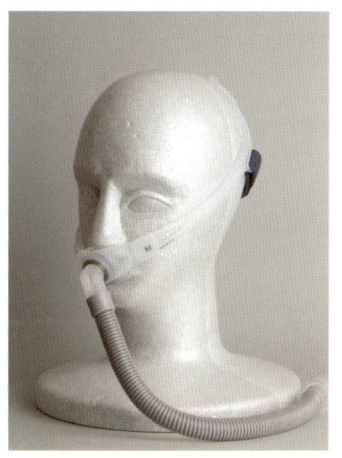

　プラグを鼻腔内に入れて使用します．視野が広く装着が簡単ですが，鼻腔の形や大きさに個人差があるので，フィッティングの難しさもあります．

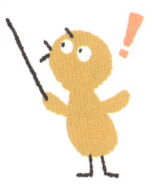
マスクによる圧迫感に耐えられないときに使用します

● 小児症例

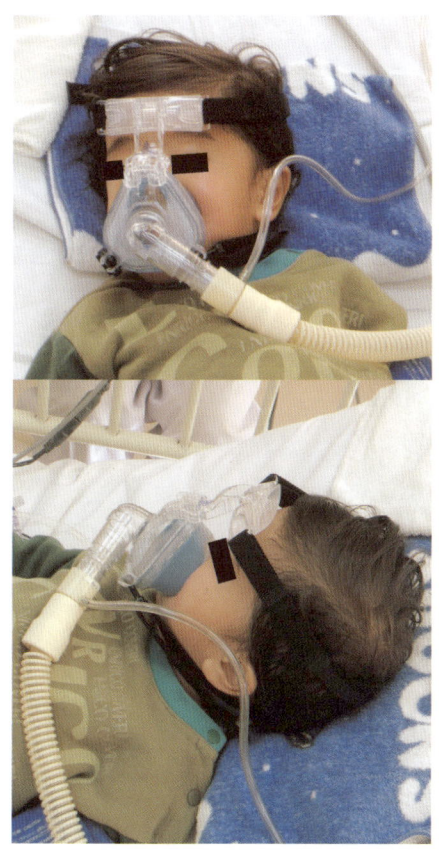

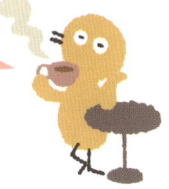
現時点では小児専用のマスクは少ないので，大人用の鼻マスクを顔マスクとして用いています

★ 小児専用マスク

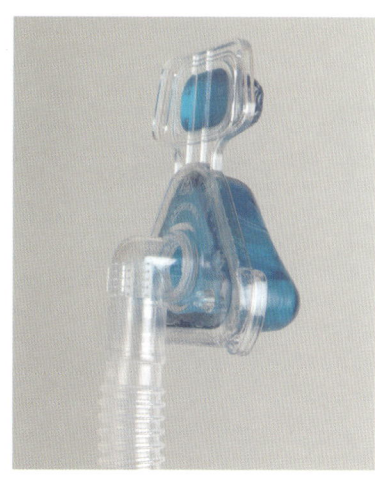

操作前チェック・保守点検をしよう！

NPPV管理編 4

新しい患者を呼吸器に接続する前に，操作前チェックを実施して，アラーム機能など呼吸器の動作を確認します．

必要器具

★ 呼吸回路

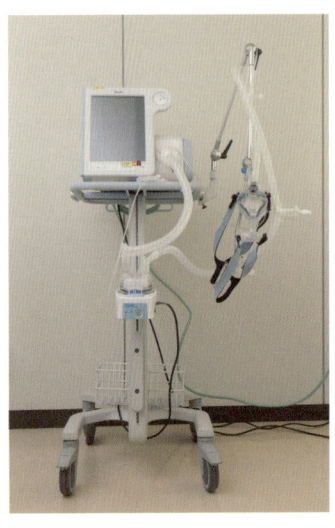

★ 1Lテストラング

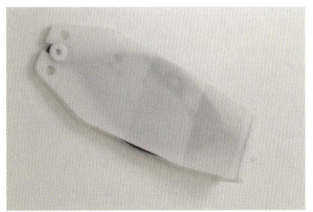

★ 酸素濃度計

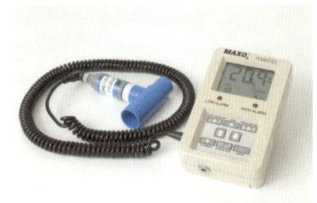

手　順

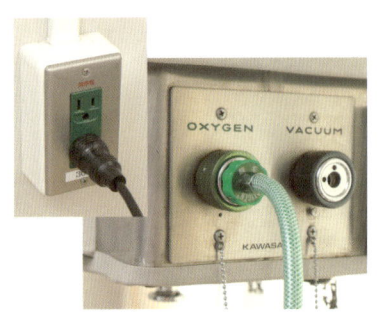

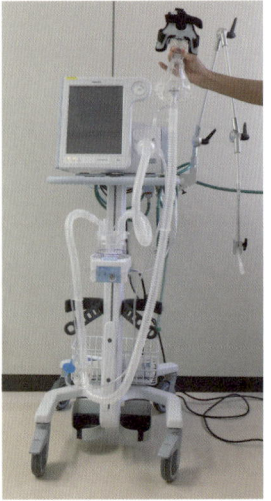

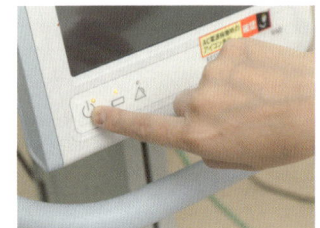

❶呼吸器を電源と酸素アウトレットに接続し，呼吸回路を組み立てます．

❷電源を入れます．

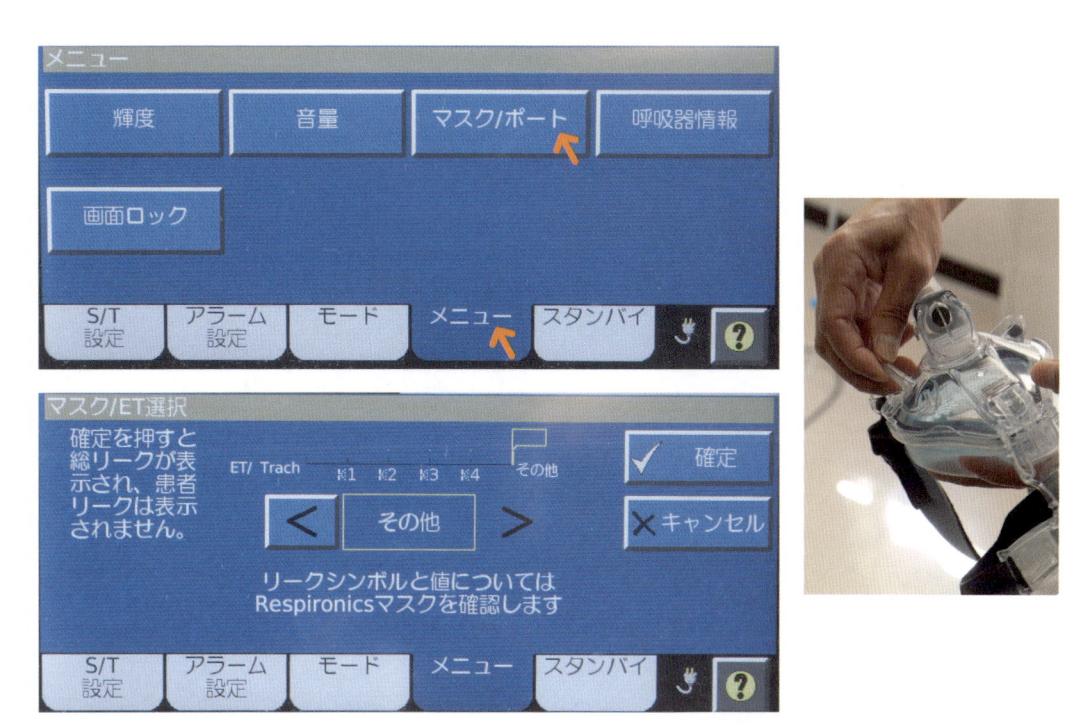

❸ メニューボタンを押します．『メッセージ』リストで選択されているマスクと呼気ポートをチェックします．

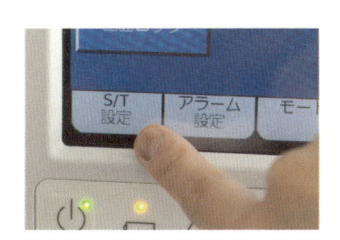

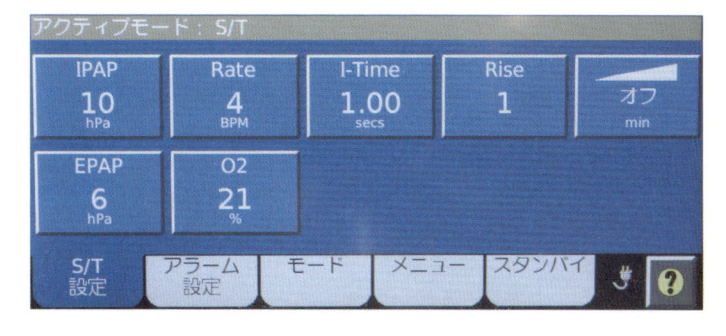

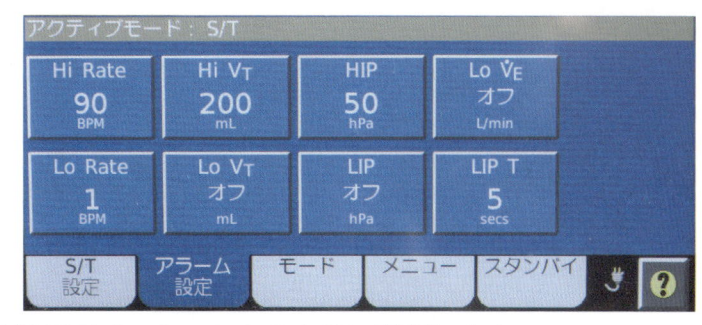

❹ S/Tモードに設定し，各種パラメーターを上のように設定します．

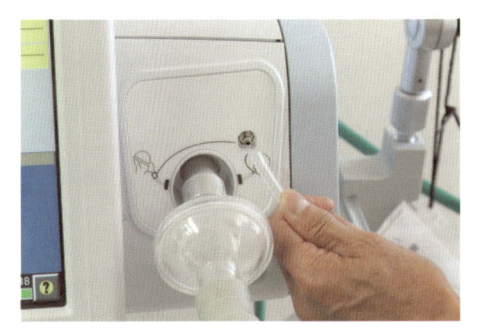

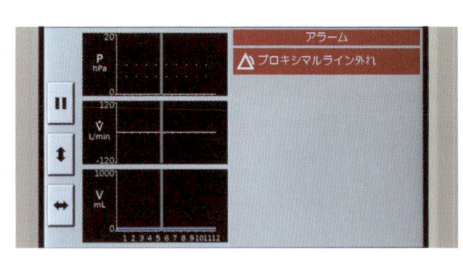

❺プロキシマルプレッシャーチューブを呼吸器から外し，プロキシマルライン外れアラームが鳴るのを確認します．

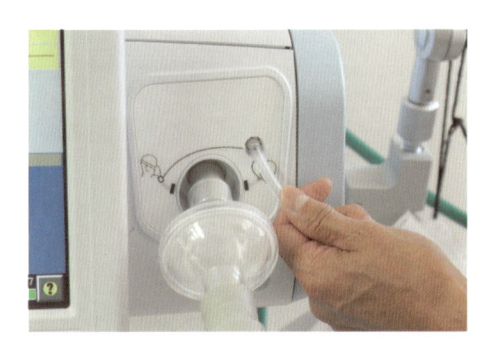

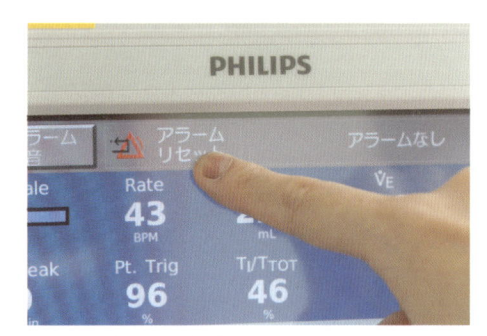

❻プロキシマルプレッシャーチューブを接続し直し，手動でアラームをリセットします．

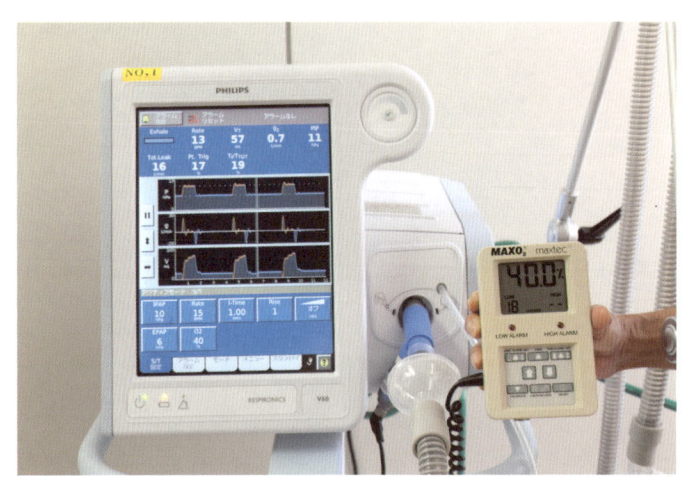

❼FiO_2を40％にセットし，酸素濃度が安定するまで待ち，酸素濃度計が35〜45％を示しているか確認します．

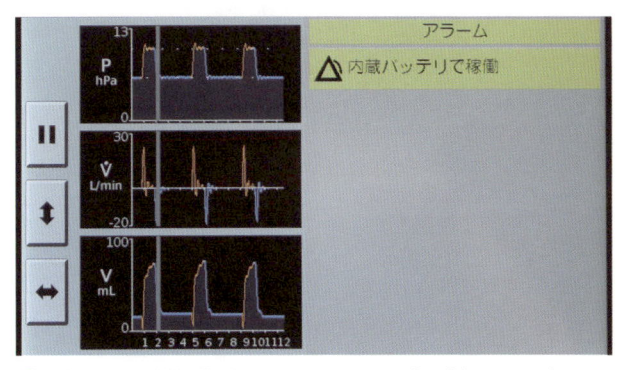

実施前にバッテリが十分充電されている必要があるので，注意しましょう！

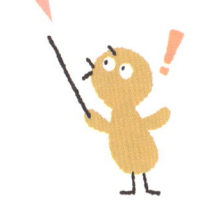

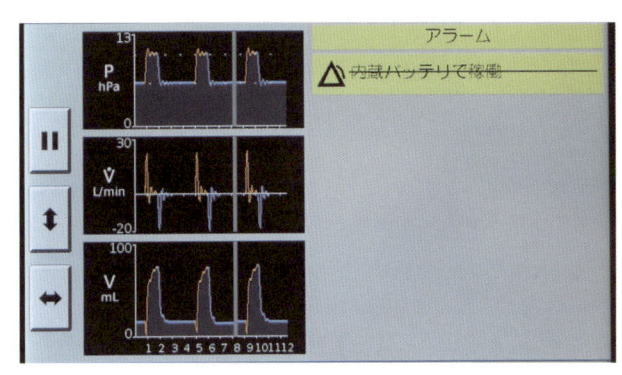

❽呼吸器が作動中にAC電源を切断し，バッテリ電源へ切り替わることを確認します（『内蔵バッテリで稼働』が表示されます）．この時アラームが間欠的になります．

❾呼吸器をAC電源に再接続するとアラームはリセットし，再びAC電源で作動します．

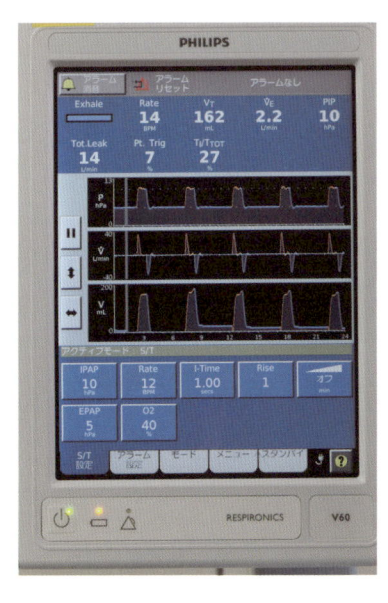

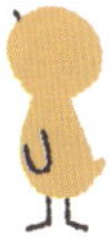

❿設定をそれぞれの施設の初期設定に戻します．

NPPV管理編 5

NPPVにおける「リーク」を理解しよう！

NPPV専用器は，リークを許容した設計になっています．

NPPV専用機器（bilevel PAP）の特徴

bilevel PAPとは，高い圧と低い圧の2つのレベル圧，すなわち吸気時に高い圧である吸気圧（IPAP），呼気時に低い圧である呼気圧（EPAP）をかける方式です．

従来の人工呼吸器（ICU型人工呼吸器）と異なり，開放回路になっていて，回路は1本のチューブからなります．回路内は常に陽圧に保たれており，回路の途中やマスク近傍の呼気排出孔から，常にリーク（intentional leak インテンショナル リーク）が生じる設計になっています．また呼気を十分に排出し，二酸化炭素の再呼吸を防ぐためには，ある程度のEPAP（一般には4cmH$_2$O以上）が必要となります．このタイプの機種は，リークを許容した設計となっているため，マスクのずれや開口による予期せぬリーク（unintentional leak アンインテンショナル リーク）にも，ある程度までは対応可能です．

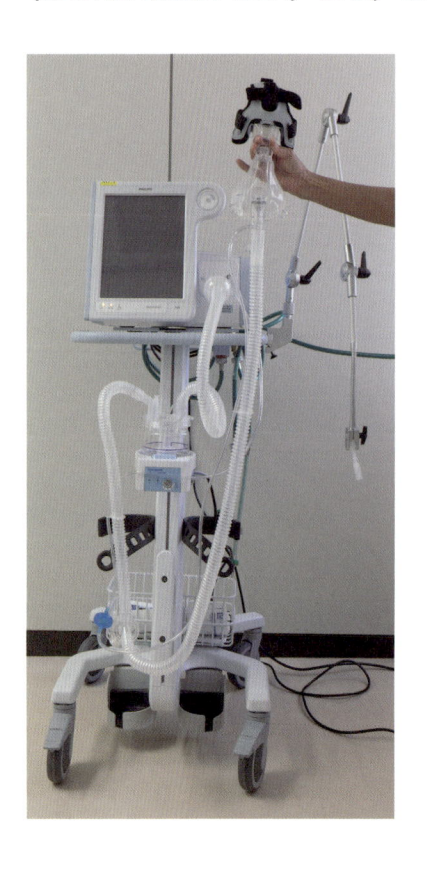

インテンショナルリーク部位をふさがないようにしましょう！

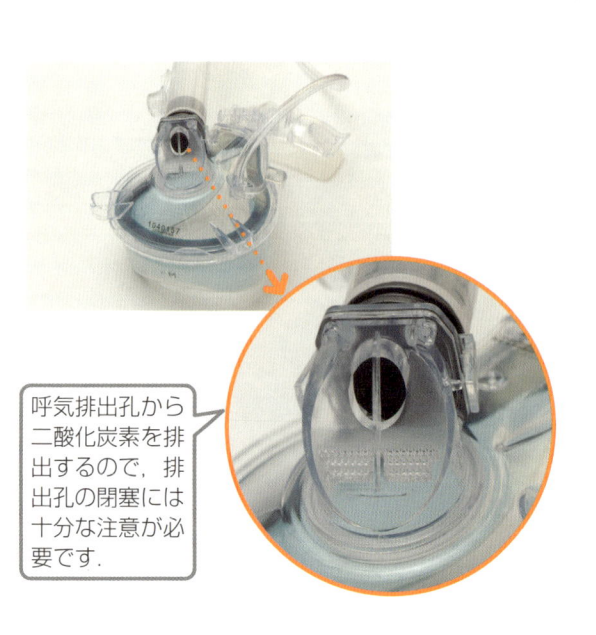

呼気排出孔から二酸化炭素を排出するので，排出孔の閉塞には十分な注意が必要です．

エアリークとインテンショナルリーク

　回路内にインテンショナルリークがあるため，医療事故につながる可能性のあるエアリークを見極めることが重要になります．

　まず，インテンショナルリークの場所を確認します（回路・マスクの種類によって部位が変わる可能性があります）．これ以外の部位からのエアリークには注意が必要です．

★エアリークを起こしやすい場所

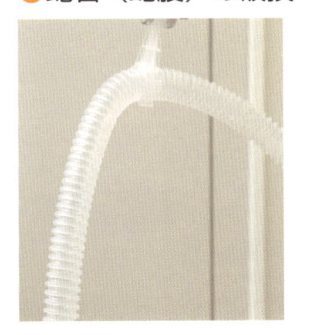

❶蛇管（蛇腹）の破損

❷ウォータートラップのゆるみ・破損

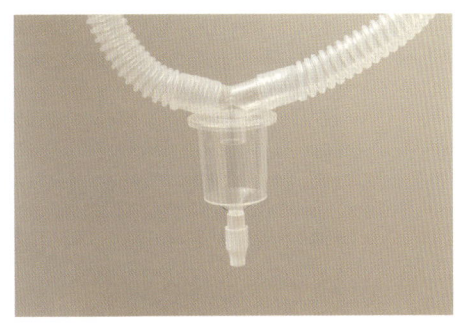

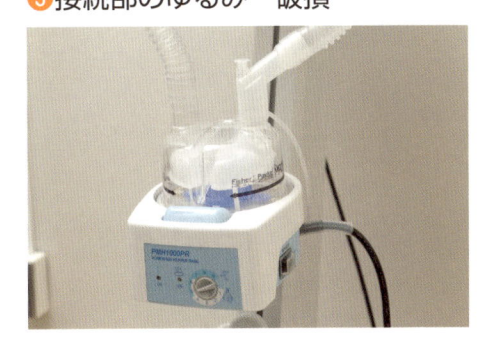

❸接続部のゆるみ・破損

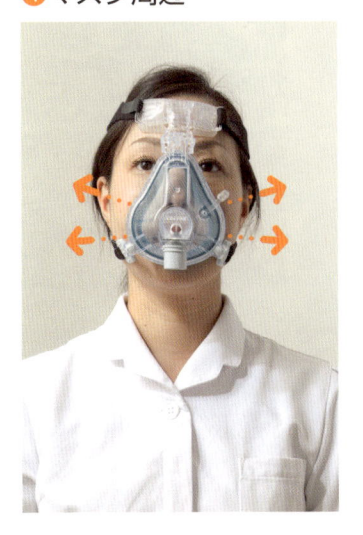

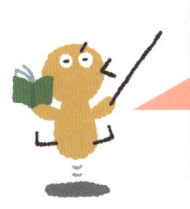

❹マスク周辺

> 設定された圧が保てないときや，インテンショナルリーク部位以外からの空気漏れの音がする場合は，リークの有無をチェックしましょう！

★リーク量の目安

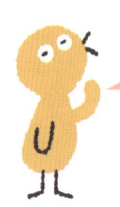

> bilevel PAP機器の場合，少しくらいのリークであれば機械が補正してくれますが，大きなリーク量の補正はできないので注意が必要です！

Tot. Leakで60L/min以内であれば許容範囲です．リーク量と同時に換気量（V_T）が確保されているかどうかも重要です．

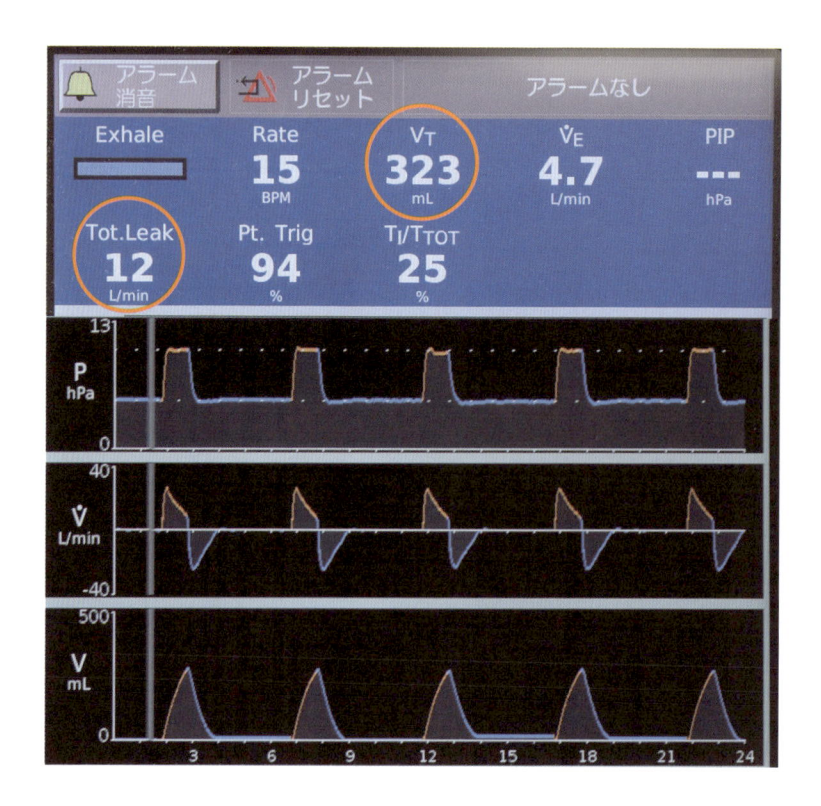

第3章

患者ケアとモニタリング編

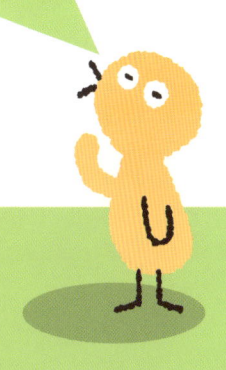

患者ケアとモニタリング編 1

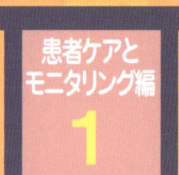

マスクフィッティングを援助しよう！

NPPVの成功の鍵といわれているマスクフィッティングのコツを理解し，皮膚トラブルなく効果的なNPPVができるようにしましょう．

患者説明とかかわり方

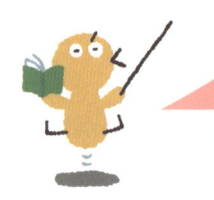

NPPVの実施には，患者の理解と協力が不可欠です！

患者に応じた説明と，アドヒアランスを維持するかかわりが重要になります．アドヒアランスとは，患者が積極的に治療方針の決定に参加し，その決定に従って治療を受けることです．

●説明内容

内　容	具体例
病状とNPPVの必要性や期待される効果，見通し	高二酸化炭素血症のCOPD患者に対しては，胸鎖乳突筋に触れながら，「働きすぎて疲れているこの筋肉を休めながら，二酸化炭素を減らすことができる画期的な治療法です」
機器を意識せずに自然に呼吸を行えばよい（S/Tモードの場合）	「あなたが息を吸ったときに，機器が酸素を送ってくれるので，機器を気にしないで自然に息をしましょう」
エアクッションの必要性	マスククッションを見せながら，「マスクの内側にある二重のビニールの間が空気で膨らむようにします．きつく締めすぎると空気の膨らみがなくなり，痛いだけでなく皮膚とマスクにすきまが生じやすくなり機器から送られる空気の漏れが多くなります」
少しのリークは機器が補正するので気にしなくてよい	「口元や頬の空気の漏れが少々あっても，機器が補正してくれるので気にしなくてよいです．眼側の空気の漏れは，目が乾燥してしまうので防ぎましょう」

●かかわり方

★マスク固定はネガティブなイメージを抱かないように慎重に行う（初回装着時）

- 医療者がマスクを手で持ち，患者の顔に当てる
- はじめは，設定圧を低めにしてマスクの密着感と陽圧に慣れてもらう
- 患者が慣れてから，マスクをヘッドギアで固定する
- 不快感を訴えたら，すぐにマスクを外し，装着できていたことを褒め，休憩する

★リークを体感してもらう

- 設定圧が低いときに，軽くマスクを浮かせる
- 少しのリークは問題ないことを説明する

★自己効力を高めてもらう

- 必ず慣れると励ます

マスクフィッティングの手順

●マスクおよびサイズの選定

　急性期では通常，顔マスク・口鼻マスクを使用します．不適切なサイズであると，リークが増え同調性を妨げたり，皮膚トラブルを起こしたりする危険があります．2サイズで迷ったときには，小さいサイズを選択しましょう．

ここに注意！ 適切なマスクの選定

　患者にあったマスクの選定が，NPPVの継続および効果を左右します．マスクおよびサイズの種類は理解しておきましょう．

- 鼻マスクの場合，クッションの膜が鼻腔を覆わないことを確認しましょう！
- 顔マスク・口鼻マスクの場合，軽く開口して唇がはみださないことを確認しましょう！

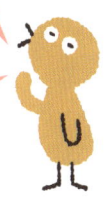

★マスクフィッティングの基本

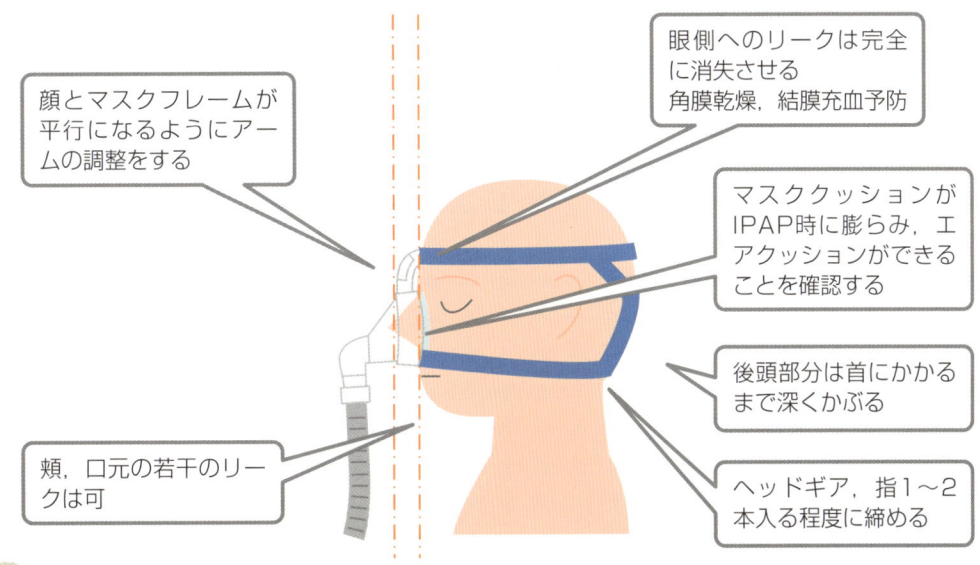

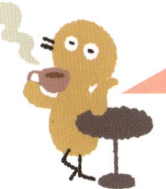

- 顔とマスクフレームが平行になるようにアームの調整をする
- 頬，口元の若干のリークは可
- 眼側へのリークは完全に消失させる　角膜乾燥，結膜充血予防
- マスククッションがIPAP時に膨らみ，エアクッションができることを確認する
- 後頭部分は首にかかるまで深くかぶる
- ヘッドギア，指1～2本入る程度に締める

医療者がエアクッションの重要性を理解し，ゆるめのマスクフィッティングに慣れることが大切です！

●マスク装着手順

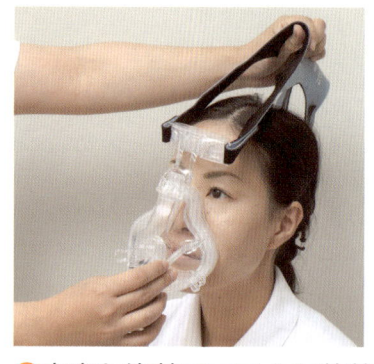

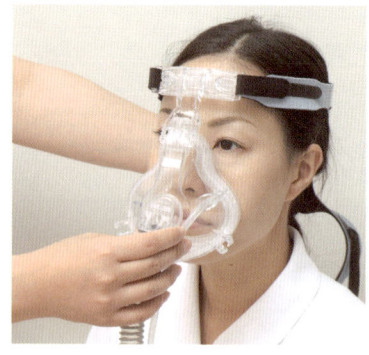

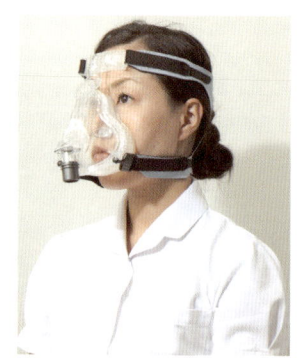

❶安楽な姿勢でマスクを装着します．口鼻マスクの時は下顎から当て，鼻マスクの時は鼻クッションを顔の上で座りのよい位置に当てます．

❷マスクの額部を額に当て，ヘッドギアのベルトを締めます．

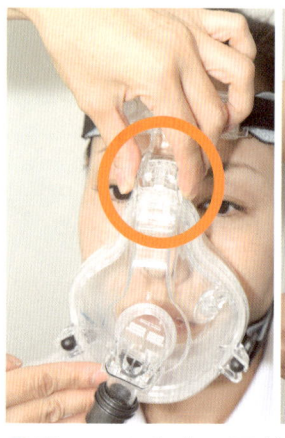

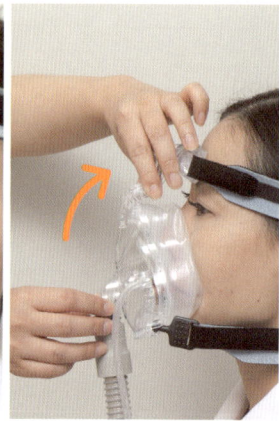

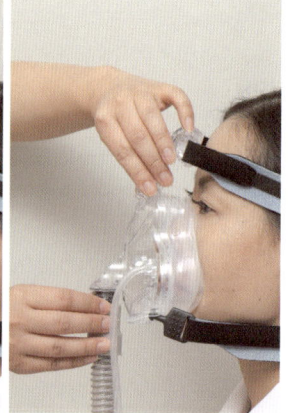

❸額アーム角度の調整：フレーム上部にある額パッドは，軽く額に当たる程度にします．

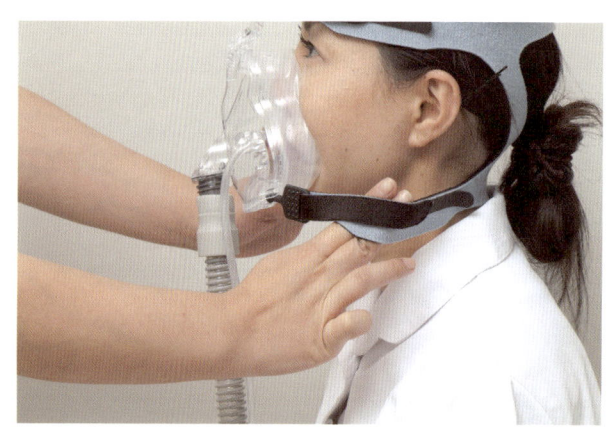

❹ヘッドギアのベルトの長さの調整：指が1～2本入る程度のゆるさにします．

★ **アーム調整**

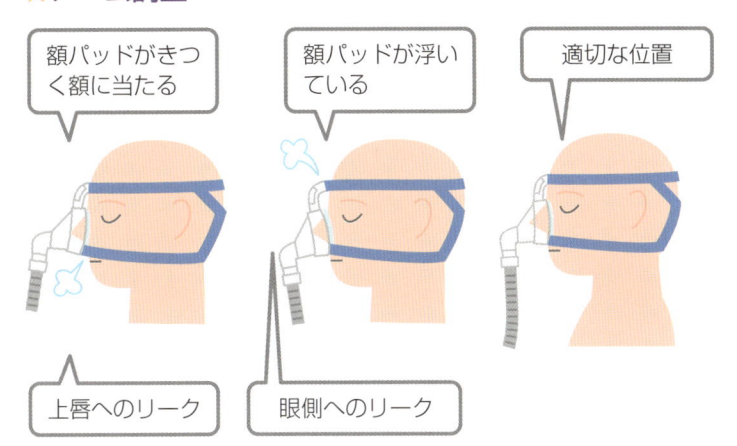

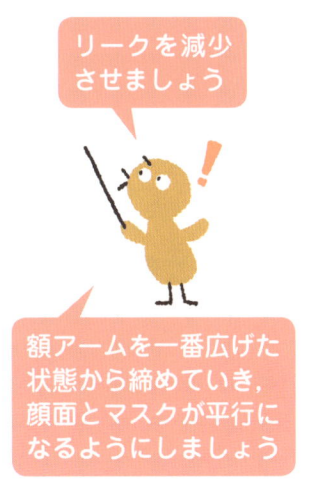

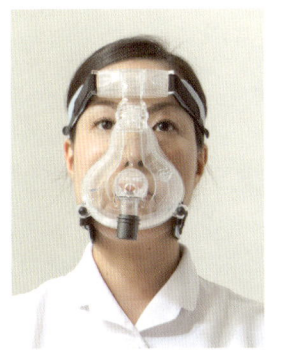

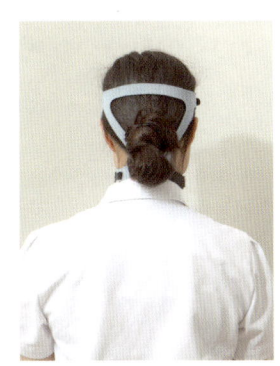

額パッドがきつく額に当たる	額パッドが浮いている	適切な位置
上唇へのリーク	眼側へのリーク	

リークを減少させましょう

額アームを一番広げた状態から締めていき，顔面とマスクが平行になるようにしましょう．

❺ ベルトは左右対称に締めます．正面および後ろから見て，左右対称に固定されているか確認します．

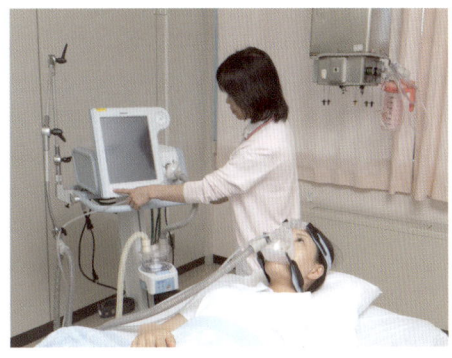

❻ 仰臥位になってもらい，機器をスタートさせます．

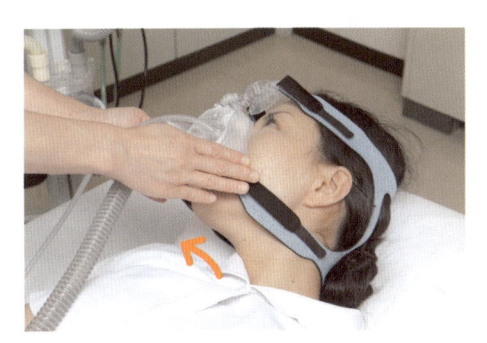

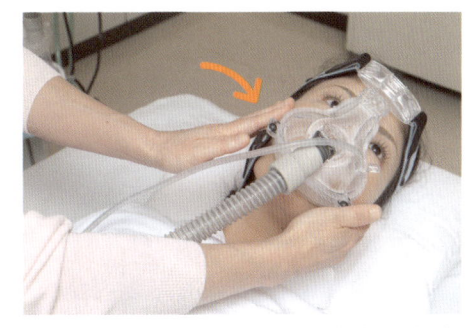

❼ マスクのフィット感，リークやエアクッションの状況を確認します．患者に左右に首を振ってもらい最終調整します．

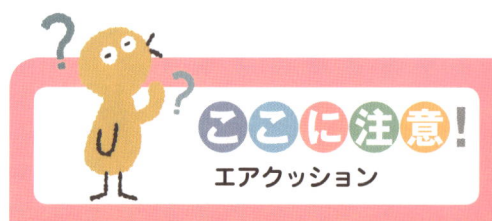

ここに注意！ エアクッション

エアクッションとは，NPPVの送気によりマスクが軽く浮き上がる機能です．ベルトをきつく締めすぎるとエアクッションが消失し，かえってリークが増えます．エアクッションができる程度のゆるめのフィッティングが最適です．

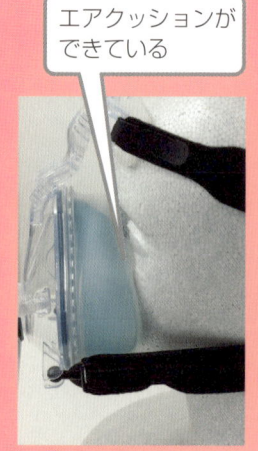

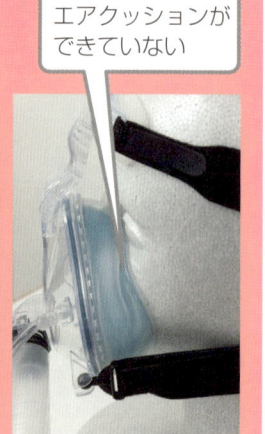

エアクッションができている

エアクッションができていない

マスクフィッティングの工夫

★痩せや義歯除去などにより頬がこけ，頬からのリークが著明な場合

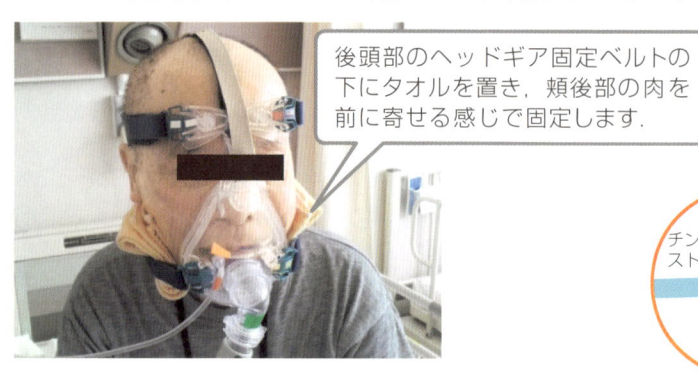

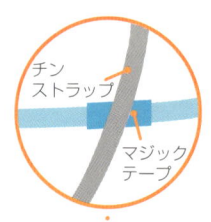

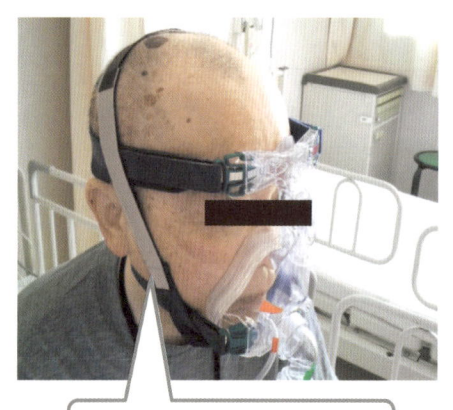

後頭部のヘッドギア固定ベルトの下にタオルを置き，頬後部の肉を前に寄せる感じで固定します．

チンストラップ

マジックテープ

チンストラップを使用して，たるんだ頬下部の肉を持ちあげます．

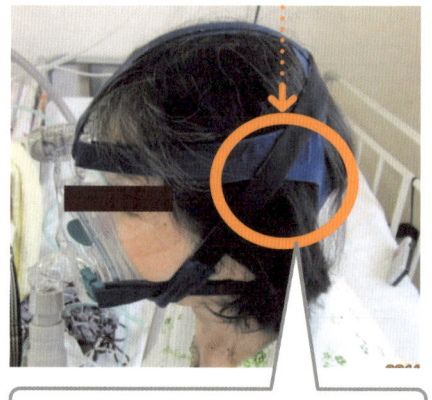

チンストラップがずれやすいときは，額側ヘッドギアベルトにチンストラップ固定用のマジックテープを貼ります．

★胃チューブなどによりくぼみができている場合

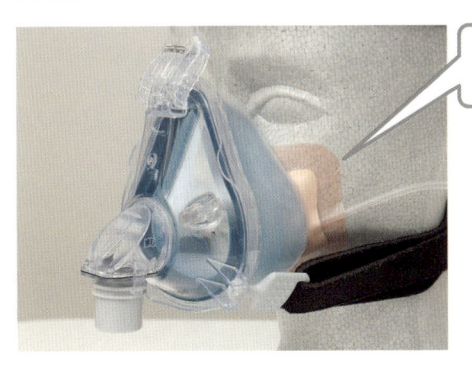

> チューブにハイドロサイト®などを貼り，凹凸をなくします．

★口鼻マスクが下方にずれて，鼻根部に発赤ができたり，顎下のマスクがずれ込み，リークが著明となったりする場合

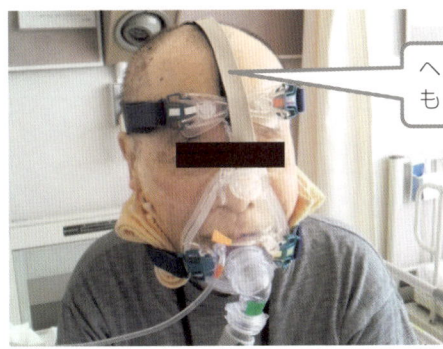

> ヘッドギアにベルトをもう1本追加します．

皮膚トラブルの予防

★皮膚トラブルの好発部位

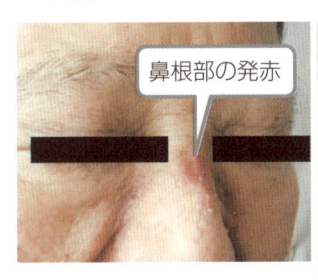

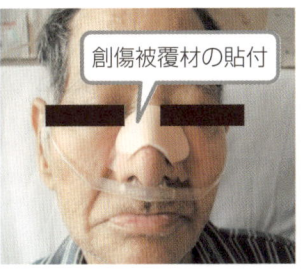

鼻根部の発赤　　創傷被覆材の貼付

　一番トラブルを起こしやすいのが鼻根部です．圧迫による血流障害で簡単に発赤ができます．ベルトの締めすぎや，マスクが顔に対して水平になっていないため（顎の方が高い）一部分に圧がかかりすぎている可能性があります．

★皮膚トラブルが起こる原因

- マスクのサイズとマスクフィッティングが不適切
- マスクとの摩擦やずれ
- マスクの装着場所に偏りが生じている
- 皮膚の脆弱化
- マスクの汚染

★NPPVマスクによる皮膚トラブルの予防のためのケア

適切なマスクフィッティング	適切にマスクをフィットさせる
清潔なマスク	皮膚接触部は特に汚れやすいので，毎日ウェットティッシュなどで拭き乾燥させて，清潔に保管する
スキンケア	洗顔，保湿を心がける

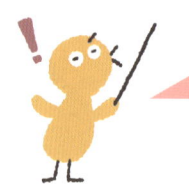

マスク接着部分に発赤や痛みが出現したら？
発赤を認めた時点で皮膚面を保護しましょう

❶カブレステープ®や片面が接着面になっている透明フィルム，絆創膏などを必要な大きさにカットして患部に貼用します．このようなテープ類は薄いので，フィッティングの面からも扱いやすい素材です．

ここに注意！ テープによる保護

人間の顔は左右対称ではありません．その日の状態で浮腫などもみられます．片側の頬骨に発赤や痛みが出現することもあり，そのようなときにもテープ類を使用するとよいでしょう．

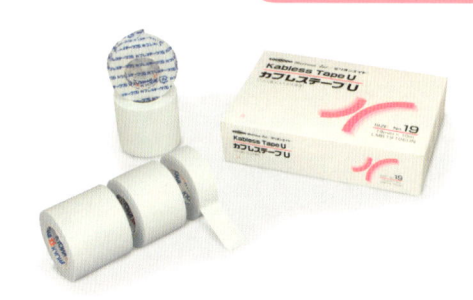

ミリオンエイド カブレステープU®（共和）

❷発赤が進行して，表皮剝離や潰瘍を形成してしまった場合には，創傷被覆材を使用します．ハイドロサイト®ADプラスやデュオアクティブ®シリーズなどの創傷被覆材を患部に合った大きさにカットし，装着します．良質な素材ですがテープよりは厚みがあるので，マスクリークを多少起こしやすい状況になります．

★創傷被覆材

ハイドロサイト®AD プラス
（スミス・アンド・ネフュー　ウンド マネジメント）

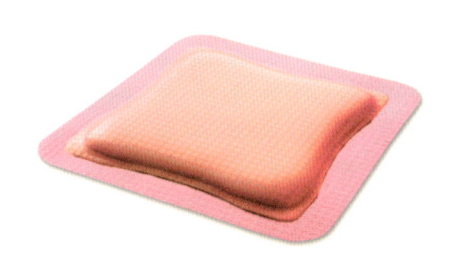

簡便な貼付法，高い吸水力
クッション性，創傷治癒の促進
バクテリアバリアー

デュオアクティブ® ET
（コンバテック ジャパン）

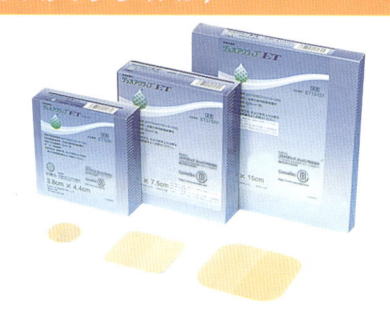

創の保護，湿潤環境の維持
治癒の促進，疼痛の軽減

　慢性期の場合は，夜間や日中の決められた時間にNPPVを行い，マスクを外している時間があります．そのため，皮膚トラブルは予防しやすく，比較的トラブルも解消しやすいのです．

　急性期の場合は医師と相談し，可能な範囲でマスクを外して除圧する時間を作ります．マスクを外せない場合は，一時的にマスクの種類を変更するなど対応策を考えます．

★ミラージュ・リバティ®マスク

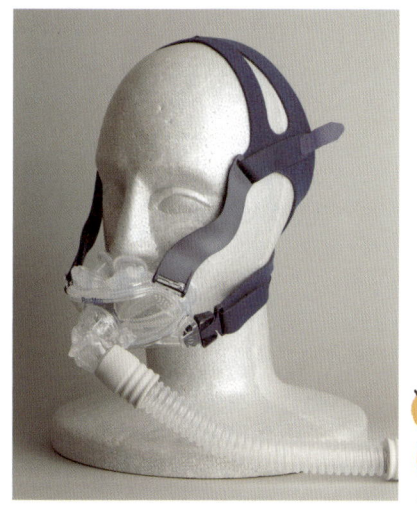

患者ケアとモニタリング編 2

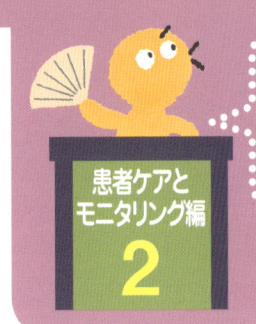

患者の呼吸・循環を観察しよう！

患者の状態の改善・悪化を見極めるには，ていねいなモニタリングが不可欠です．どこを見ればよいのでしょうか？

★ NPPV実施中の評価項目

- 血液ガス（含SpO_2）
- 呼吸・心拍数
- 呼吸困難感
- 意識レベル
- 人工呼吸器との同調性
- 呼吸補助筋の使用
- 患者の快適性
- 気道分泌物（喀痰など）

全身状態の観察

　NPPVは非生理的な換気であり，それ自体が直接各臓器にさまざまな影響を与えます．また，人工呼吸器やマスクを装着することによって起こってくる現象もあります．

★ 人工呼吸器が人体に与える影響

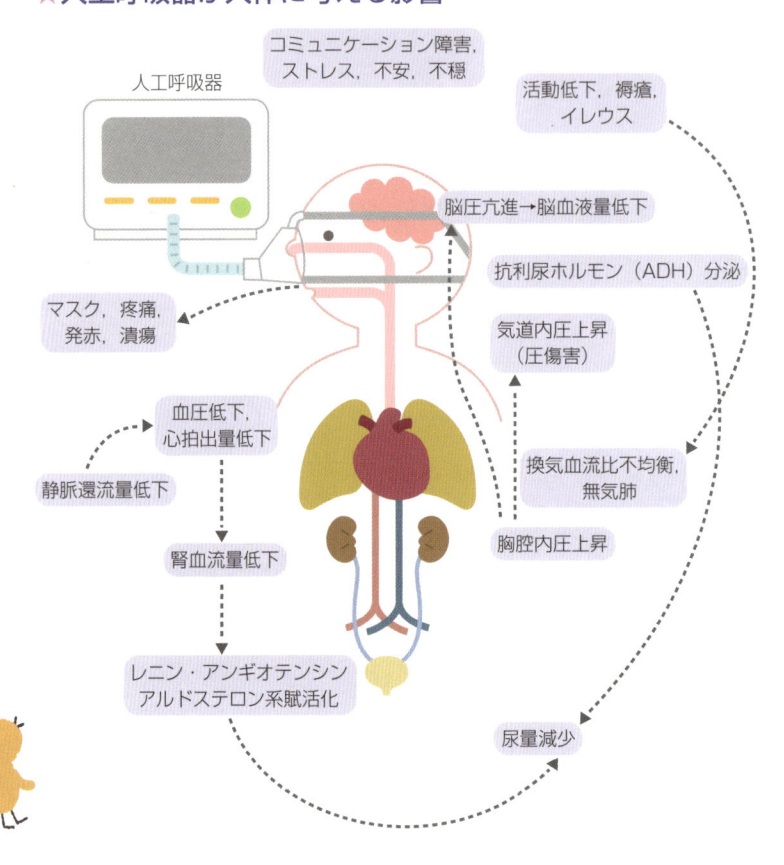

- 人工呼吸器
- コミュニケーション障害，ストレス，不安，不穏
- 活動低下，褥瘡，イレウス
- 脳圧亢進→脳血液量低下
- 抗利尿ホルモン（ADH）分泌
- マスク，疼痛，発赤，潰瘍
- 気道内圧上昇（圧傷害）
- 血圧低下，心拍出量低下
- 換気血流比不均衡，無気肺
- 静脈還流量低下
- 胸腔内圧上昇
- 腎血流量低下
- レニン・アンギオテンシンアルドステロン系賦活化
- 尿量減少

視診・触診

　視診では，まず患者の表情や鼻翼，口の動き（開口など），胸郭の動き，発汗状態，口唇や爪の色などから，呼吸状態や精神状態を観察します．さらに胸鎖乳突筋などの呼吸補助筋の動きを観察します．

　触診では，視診で得られた所見を実際に手で触れて確認します．手のひら全体を胸郭に当て，呼吸運動に合わせながら，胸郭の上部・下部の動きを診ます．

> 患者が会話できる場合は，患者の負担にならない程度に会話から情報を得ることも重要です！

> 呼吸補助筋の動きが活発な場合，NPPVがうまくいっていない可能性があるので注意しましょう！

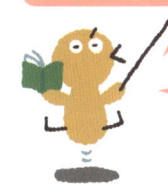

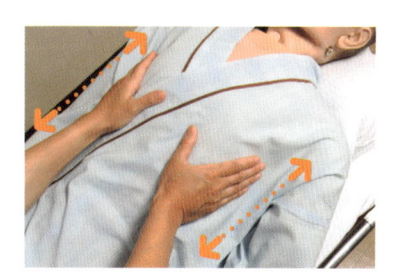

聴診

　胸部の聴診では，換気状態の把握や気道分泌物の貯留状態を知ることができます．

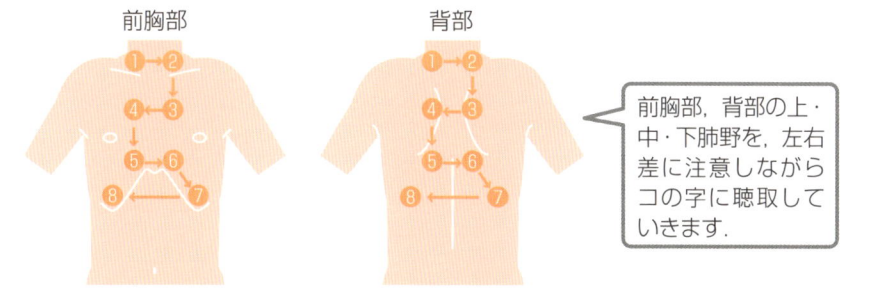

前胸部　　背部

> 前胸部，背部の上・中・下肺野を，左右差に注意しながらコの字に聴取していきます．

ここに注意！
下側肺障害

　重症呼吸不全では，重力の影響で下側肺障害を起こしやすいため，上側だけでなく必ず背部の聴診も行いましょう！

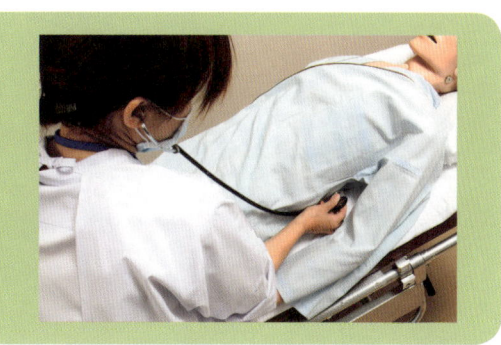

★呼吸音の異常

| 減弱 |
| 消失 |
| 延長 |
| 増強 |
| 副雑音 |

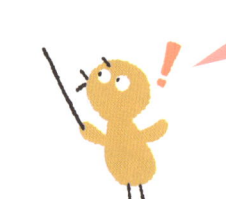

特にNPPV装着中の急激な呼吸音減弱は，気胸などの肺損傷の可能性があるので注意が必要です！

気道分泌物

　喀痰などの気道分泌物の有無を確認します．気道分泌物がある場合は，量・性状・自己喀出の可否を観察します．自己喀出が困難な場合は，なんらかの気道確保も考慮します．また，顔マスクを使用している場合，気道分泌物喀出の際はいったんマスクを外す必要があるので，呼吸・循環動態への注意が必要です．

血液ガス

　血液ガス分析は，動脈血液中に含まれる酸素や二酸化炭素，酸塩基平衡を調べる検査です．血液ガスデータは，患者の全身状態，NPPV機器設定条件の適切さや，NPPVを継続する必要性を判断するための指標となります．

　血液ガス分析器は，PaO_2（動脈血酸素分圧），$PaCO_2$（動脈血二酸化炭素分圧），pH（水素イオン濃度指数）を測定します．SaO_2（動脈血酸素飽和度），HCO_3^-（重炭酸イオン濃度），BE（塩基過剰）は分析器が式から算出します．

★血液ガスの正常値

pH	7.35〜7.45	血液の酸性度の指標
$PaCO_2$	35〜45mmHg	組織でのCO_2産生と，肺でのCO_2排出のバランスを見る指標 換気量が多いと低下し，少ないと上昇する
PaO_2	80〜100mmHg	血液中の酸素分圧のことで，酸素をヘモグロビンと結合させる圧力のこと．肺における酸素化の指標 ＊PaO_2は年齢とともに低下　　$PaO_2 = 110 - 年齢 \div 2$
SaO_2	95〜100%	血液中に存在するヘモグロビンのうち，何%が酸素と結合しているかを示す
HCO_3^-	22〜26mEq/L	緩衝系（pHを安定させようとするしくみ）の指標
BE	0±3mEq/L	全緩衝塩基量の正常値と実際の値の差

★ 酸塩基平衡異常の判定

	pH	PaCO$_2$	HCO$_3^-$	BE
呼吸性アシドーシス	↓	↑	↑	↑
呼吸性アルカローシス	↑	↓	↓	↓
代謝性アシドーシス	↓	↓	↓	↓
代謝性アルカローシス	↑	↑	↑	↑

> ↑↓は一次性変化、↑↓は一次性変化により変動したpHを代償する二次性変化です。

パルスオキシメーター

動脈血の酸素飽和度を経皮的に測定するもので、血液ガス分析の実測値と区別して経皮的動脈血酸素飽和度（SpO$_2$）と表記します。パルスオキシメーターは、動脈の拍動を利用し、光で血液の酸素飽和度を測定します。患者に侵襲を与えず簡便に行え、連続したデータが測定できます。

> センサーが外れかけていたり、末梢循環不全があったりすると正確に測定できないので注意しましょう！

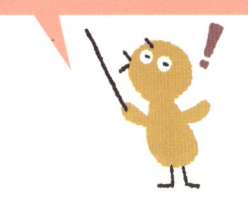

	クリップ式	粘着式
特徴	リユーザブル 装着が簡単	シングルユース 同一患者への再使用は可能 圧迫なくセンサー固定
手指装着例		
足指装着例		

NG

NG

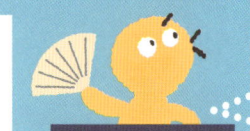

患者ケアと
モニタリング編
3

患者の不快感を軽減しよう！

NPPVを安全に実施し，患者の安楽を保つためには，ていねいな患者ケアが必要です．

NPPV導入患者ケアのポイント

- NPPVの必要性を十分説明し，理解を得る
- ネガティブなイメージを抱かないように，マスク固定は段階を追って行う（p.42「マスクフィッティングを援助しよう！」参照）
- 苦痛を共感しながら迅速に対応する
- 慣れることを説明し，力強く励ます
- 効果の自覚を高めたり，頑張りを承認・称賛し，自己効力感を高める

　マスク装着下の陽圧呼吸は非生理的であるため，不快感は拭えません．そのなかで，NPPVに対して少しでもネガティブなイメージを持たないように，NPPVの期待する効果や次第に慣れることを説明し，慎重なマスク固定を行います．可能な場合は，適宜休憩をはさみながら導入します．口喝や腹部膨満感などの身体的不快感に対しても迅速に対処します．また，そばに付き添い，苦痛・不快感などを表出できる環境を作ることも，精神的ストレスの軽減に不可欠です．

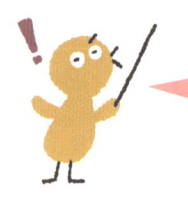

> NPPVの導入と継続を成功させるために，患者の訴えをよく聞き，迅速に対応していきましょう！

●マスクによる不快感

　マスク装着そのものと，陽圧による不快感があります．マスクフィッティングの基本（p.42参照）をもとに，ゆるめにマスクを装着します．

　圧による不快感が強い場合や，マスクフィッティングの再調整後もリーク量が多い場合は，設定圧の変更を考慮します．

●口　渇

　機器からは，乾燥したガスが供給されます．乾燥したガスは鼻・口腔の乾燥の原因となり，患者の不快感につながります．また，鼻マスク使用時に開口すると，鼻腔を通るガスが増えるため，さらに乾燥が強くなります．対処法として，加温加湿の調整や水分摂取を促したり，口腔保湿ジェルの塗布を行います．

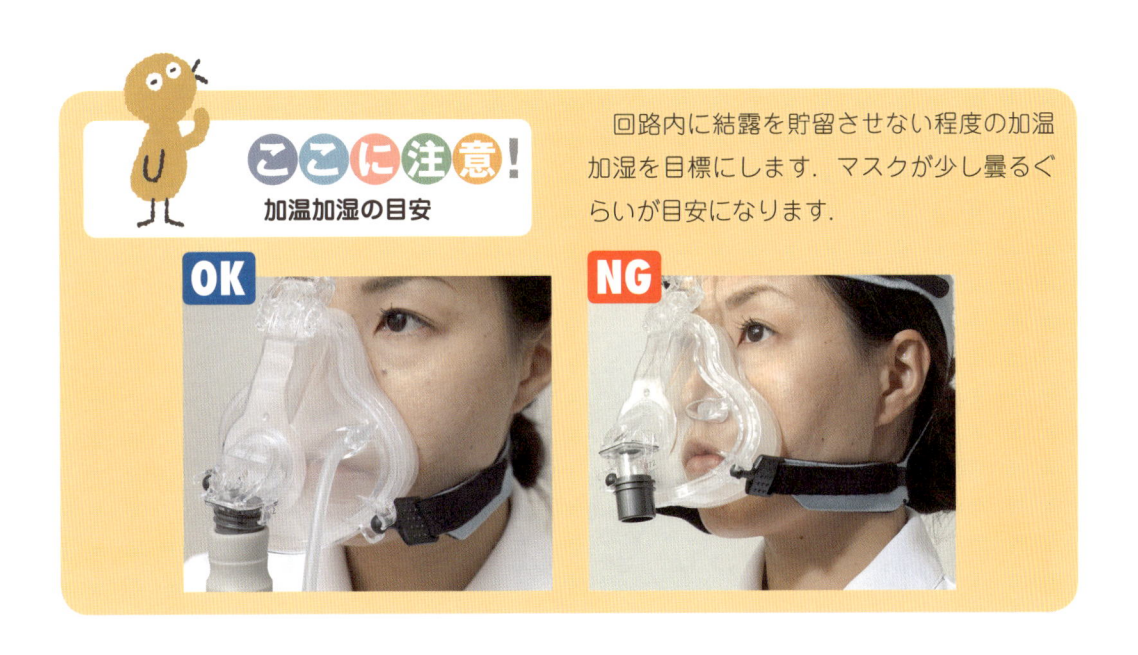

ここに注意！　加温加湿の目安

回路内に結露を貯留させない程度の加温加湿を目標にします．マスクが少し曇るぐらいが目安になります．

OK　　NG

●腹部膨満感

　NPPVでは気道と食道が分離できないため，供給ガスが気道に入らず消化管に入ることがあり，腹部膨満をきたすことがあります．このような場合，体位の工夫，排便のコントロール，消化管運動改善薬の投与などを行います．それでも改善がない場合は，胃管の挿入，IPAP圧の設定変更を考慮します．

腹部膨満から嘔吐をきたすことがあります

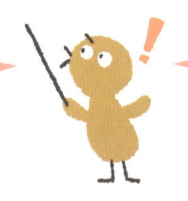

特に顔マスク・口鼻マスク使用時は，嘔吐物を誤嚥する可能性が高くなるので注意しましょう！

ここに注意！ 腹部膨満感軽減のための体位

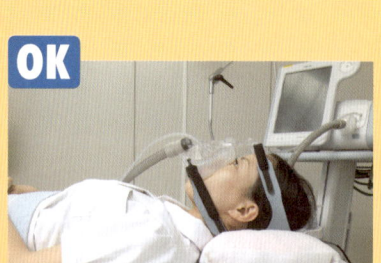

気道にスムーズにガスを送り込むためには，ある程度頸部を後屈させる必要があります．ただし，患者が最も楽な体位で継続することも重要なので，ケースバイケースでいろいろ工夫してみましょう！

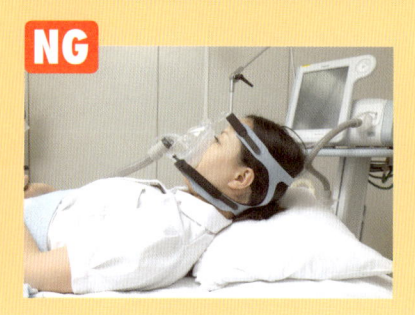

OK　　　NG

● 同調不良

　トリガーエラーが頻発し，自発呼吸と人工呼吸器の同調が悪い場合は，リークや呼吸の状態などを観察します．そして，リークへの対処や呼気介助を行います．また，喀痰などの気道分泌物が多い場合，徒手による咳介助が有効なことがあります．それでも同調不良がある場合，換気モードを含めNPPV設定の変更を考慮します．

★呼気介助

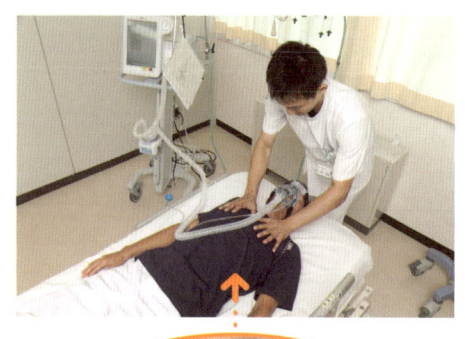

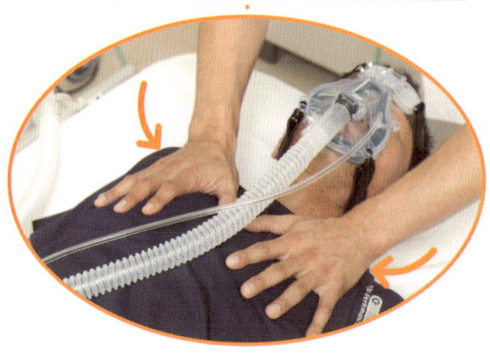

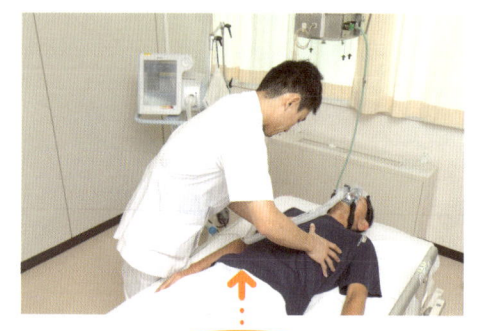

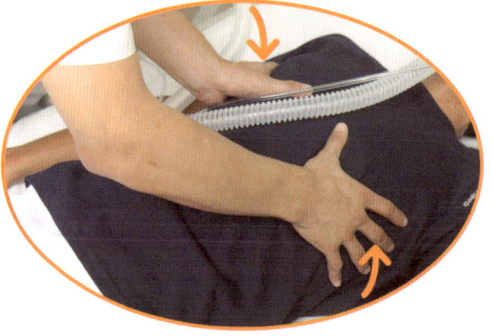

★ カフマシーン

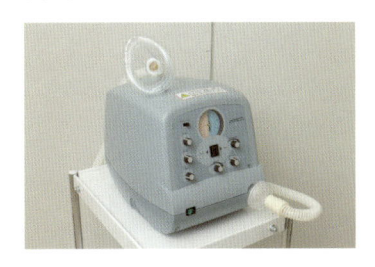

徒手による咳介助が無効な場合，カフマシーンなどの機械的咳介助を考慮します．この際，NPPVを一時中断する必要があるので注意しましょう！

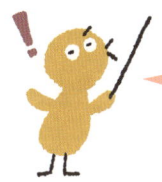

自発呼吸が微弱なために，トリガーエラーが頻発する場合は，いつでもIPPVに移行できるように準備をしておきましょう

★ IPPVへの移行のための必要物品

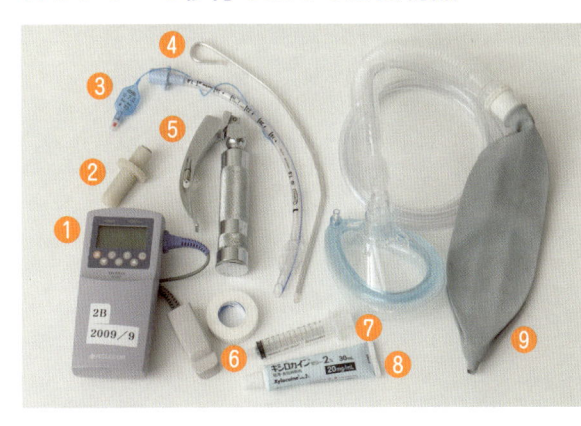

❶ パルスオキシメーター
❷ バイトブロック［経口挿管用］
❸ 気管チューブ
❹ スタイレット［経口挿管用］
❺ 喉頭鏡（マッキントッシュ）
❻ 固定テープ
❼ 注射器（10〜20mL）
❽ キシロカイン®ゼリー
❾ ジャクソンリース回路
　（またはバッグ・バルブ・マスク）

● **精神的ストレス**

　NPPVに対する不快感をはじめ，病状などの思い・感情を表出しやすい雰囲気や環境を作ります．また，患者の頑張りを称賛したり励ましたりすること，急性期を乗り越えた他患者の紹介，血液ガスデータやSpO₂など改善しているデータの提示，水分摂取や短時間の休憩および家族との会話などの快の提供も重要です．

　不穏になったときは，注意深く観察し不穏の原因がある場合はそれ取り除きます（NPPVは自発呼吸があるのが大前提であり，安易に鎮静薬を用いるのは危険です）．意識状態，呼吸循環動態が不安定な場合は，IPPVへの移行を考慮します．

本書では，NPPV装着時には鎮静薬を使用しないという大前提で解説しています

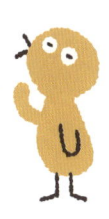

患者ケアと
モニタリング編
4

グラフィックモニターから情報を得よう！

人工呼吸器のグラフィックモニターでは，患者の呼吸状態や，人工呼吸器と患者の呼吸との同調性などを観察することができます．

グラフィックモニターの波形

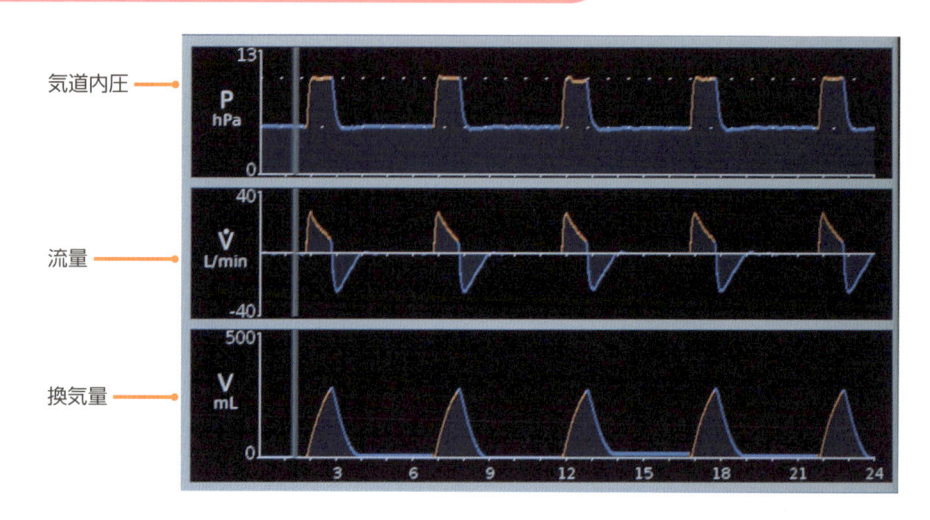

気道内圧 ―
流量 ―
換気量 ―

★**気道内圧（最上段）**

IPAPとEPAPを表しています．IPAP － EPAP＝PS，EPAP＝PEEPとなります．

★**流量（中段）**

一気に設定圧まで達するため，流量は最初に多く必要になります．ライズタイムである程度調整可能です．

★**換気量（下段）**

換気量は設定圧が決まっているので，肺が軟らかければ一回換気量は多く，肺が硬ければ一回換気量は少なくなります．

> 気道内圧は設定したIPAP以上にはなりません

> 換気量は保証されないので注意が必要です

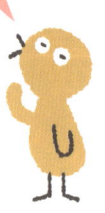

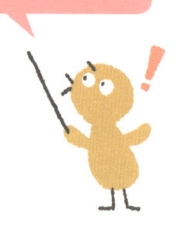

グラフィックモニター波形の観察

●自発呼吸のトリガー

圧波形を観察することで，一呼吸ごとに自発呼吸（↓）をトリガーしての動作か強制換気（↑）かを見分けることができます．また，画面上には自発呼吸をトリガーした換気の％が表示されます．

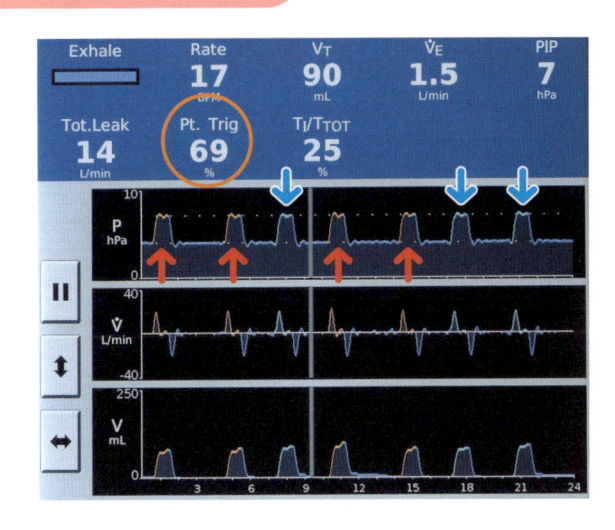

●ファイティング，バッキング

ファイティングやバッキングが起こると，気道内圧の上昇や換気波形が乱れます．

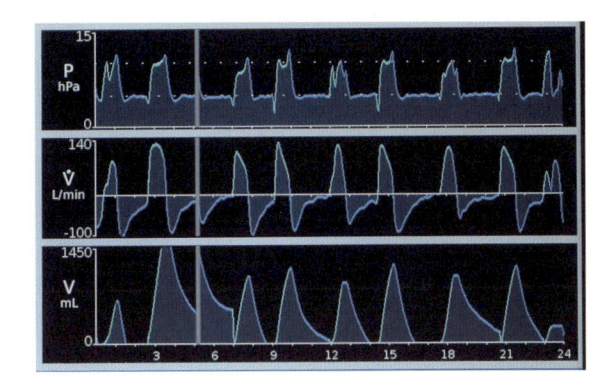

ここに注意！ ファイティング

COPDなどで吸気終末に吸気流速が減弱しにくい症例や大量のリークが存在する場合には，呼気トリガーが作動せず，患者の呼吸が呼気に切り替わっているにもかかわらずIPAPが供給され続け，ファイティングを起こすことがあります．

● リーク
　呼吸回路や開口による大きなリークが発生すると，気道内圧が設定値よりも低下し，換気量も低下します．

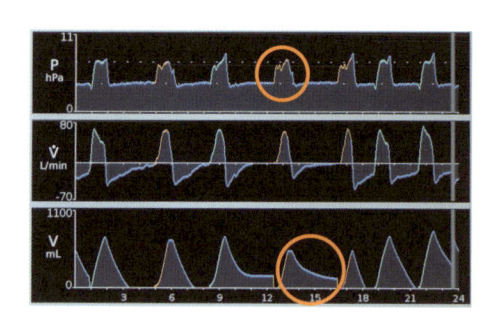

● ライズタイムが長い
　患者の吸気努力があるので，流量曲線は上昇していますが，圧曲線の吸気相が前半で上昇せず（↓），少し遅れて圧曲線が上昇しています．
【対策】ライズタイムを短くする

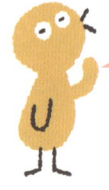

ライズタイム：5（0.5秒）

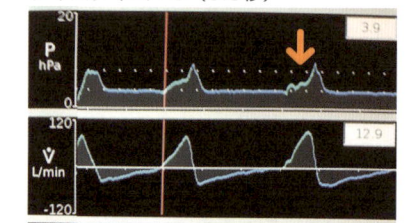

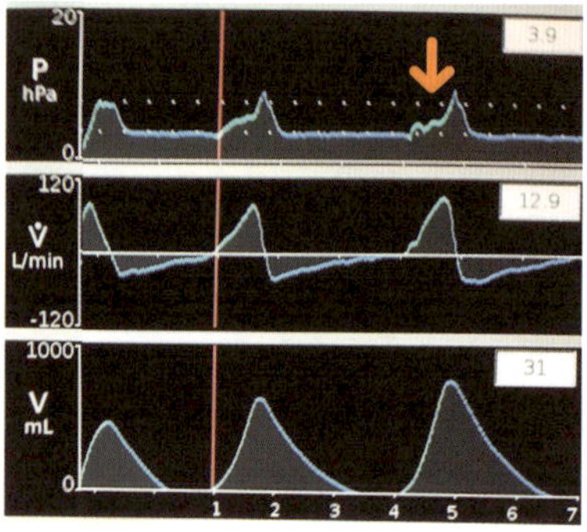

「すっと息が入ってこない」などの患者の主観的情報や努力呼吸の有無なども参考にしましょう

● ライズタイムが短い
　吸気圧の立ち上がりが急激なため，圧曲線の吸気初期が尖っています（↓）．
【対策】ライズタイムを長くする

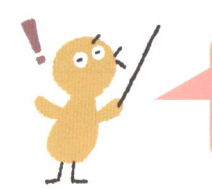

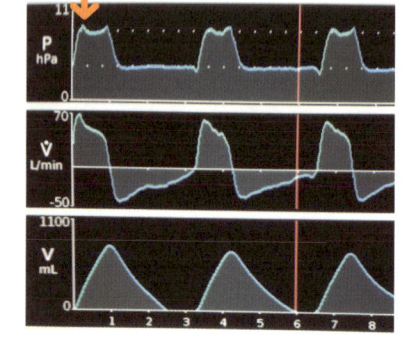

「風が強すぎる」「風が勢いよく入ってくる」など患者の主観的情報も参考にしましょう

● 吸気時間が長い
　強制換気中に患者が息を吐こうとしているために，呼気と人工呼吸器の陽圧がぶつかり圧力が上昇しています．強制換気の場合，圧波形の吸気終末が上がっています（↓）．
【対策】吸気時間を減らすことを考慮

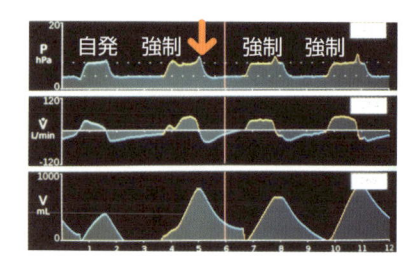

患者ケアと
モニタリング編
5

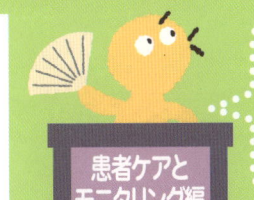

アラームの設定と対処を覚えておこう!

アラームは異常を監視してくれる存在であり，きちんと対処を覚えれば，怖いものではありません．

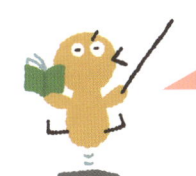

> アラームが鳴ってもすぐに消音・リセットしてはいけません．患者の観察と同時に，原因の検索・除去を行います！

アラームの種類

高呼吸回数，低呼吸回数，高一回換気量，低一回換気量，高気道内圧，低気道内圧，低分時換気量，低分時換気量遅延時間などのアラームがあり，これらのアラームは医療従事者が設定する必要があります．

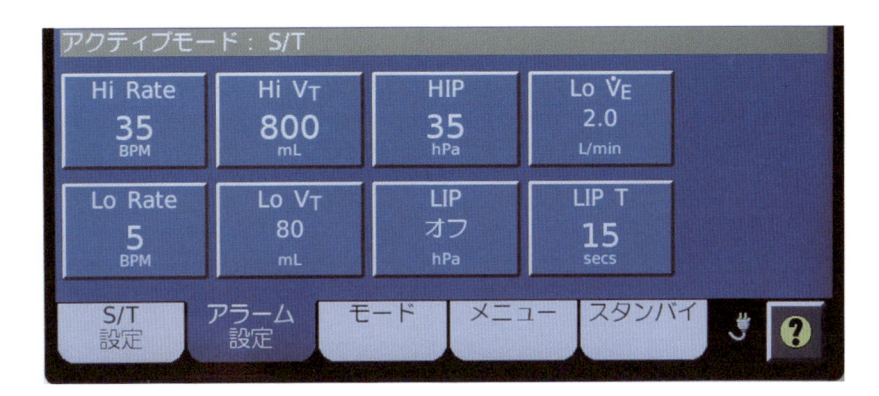

```
アクティブモード：S/T
Hi Rate  Hi Vт   HIP    Lo V̇E
  35      800     35     2.0
  BPM     mL      hPa    L/min
Lo Rate  Lo Vт   LIP    LIP T
   5      80     オフ    15
  BPM     mL      hPa    secs
 S/T     アラーム  モード  メニュー  スタンバイ
 設定     設定
```

高呼吸回数

★原因と対処

問　題	原　因	対　処
患　者	呼吸状態悪化・発熱などによる呼吸数の増加	呼吸状態悪化の原因の検索・除去
機　器	予期せぬリーク（unintentional leak）を患者の吸気と判断し，患者が吸気をしていないにもかかわらず機器がIPAPを開始する（auto triggering）	呼吸器回路内・マスク周りのリークのチェック
設　定	アラーム設定が低すぎる	アラーム設定の変更

低呼吸回数

★原因と対処

問題	原因	対処
患者	患者の自発呼吸停止・微弱	換気モードの変更
機器	呼吸器回路の接続の外れ・ゆるみ・破損	呼吸器回路のチェック
設定	アラーム設定が高すぎる	アラーム設定の変更

低一回換気量

★原因と対処

問題	原因	対処
患者	肺コンプライアンスの低下,リークの増加	リークのチェックとマスクフィッティング
機器	呼吸器回路の接続の外れ・ゆるみ・破損	呼吸器回路のチェック・交換
設定	吸気圧設定が低すぎる,アラーム設定が高すぎる	換気モード・アラーム設定の変更

高気道内圧

★原因と対処

問題	原因	対処
患者	気道分泌物・体位による気道の閉塞,肺コンプライアンスの低下	吸引で気道分泌物の除去,体位のコントロール
機器	呼吸器回路の屈曲・閉塞	呼吸器回路のチェック・交換
設定	アラーム設定が低すぎる	アラーム設定の変更

ここに注意！ 肺コンプライアンス

肺が硬くなる状態をコンプライアンスが低下,肺が軟らかい状態をコンプライアンスが高いと表現します.同じ力（圧）を肺にかけた場合,硬い肺（コンプライアンスが低下している肺）では十分な換気量が確保できなくなります.

低気道内圧

★原因と対処

問 題	原 因	対 処
患 者	マスク外れやリークの増大，肺コンプライアンスの上昇	リークのチェックとマスクフィッティング
機 器	呼吸器回路の接続の外れ・ゆるみ・破損	呼吸器回路のチェック・交換
設 定	アラーム設定が高すぎる	アラーム設定の変更

低分時換気量

★原因と対処

問 題	原 因	対 処
患 者	肺コンプライアンスの低下，リークの増加	リークのチェックとマスクフィッティング
機 器	呼吸器回路の接続の外れ・ゆるみ・破損	呼吸器回路のチェック・交換
設 定	吸気圧設定が低すぎる，アラーム設定が高すぎる	換気モード・アラーム設定の変更

> NPPVでは気管挿管などの侵襲的な気道確保は行いませんが，マスクからの圧ができるだけスムーズにかかるような体位（ポジショニング）を工夫することも重要です！

> たとえば，頸部を前屈した状態では，空気が通りにくくなりますよね！

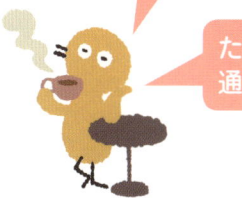

●編著者紹介

石原 英樹（いしはら・ひでき）

医療法人徳洲会 八尾徳洲会総合病院 副院長

〈略 歴〉
1986年　　鳥取大学医学部卒業
1992年　　大阪府立羽曳野病院（現 大阪府立呼吸器・アレルギー医療センター）呼吸器内科
2016年4月　医療法人徳洲会八尾徳洲会総合病院呼吸器内科

〈専 門〉
呼吸不全，人工呼吸，COPD など

はじめてのシリーズ
はじめての NPPV（エヌピーピーブイ）

2013年1月5日発行　第1版第1刷
2021年5月20日発行　第1版第6刷

編　著	石原 英樹（いしはら ひでき）
発行者	長谷川 翔
発行所	株式会社メディカ出版
	〒532-8588
	大阪市淀川区宮原3-4-30
	ニッセイ新大阪ビル16F
	https://www.medica.co.jp/
編集担当	鈴木陽子
装　幀	神原宏一
本文イラスト	ニガキケイコ
写真撮影	吉村竜也
印刷・製本	株式会社シナノ パブリッシング プレス

© Hideki ISHIHARA, 2013

本書の複製権・翻訳権・翻案権・上映権・譲渡権・公衆送信権（送信可能化権を含む）は，（株）メディカ出版が保有します．

ISBN978-4-8404-4166-7　　　　　　　　　　　　　　　Printed and bound in Japan

この本に関する各種お問い合わせ先（受付時間：平日9：00～17：00）
●編集内容については、編集局 06-6398-5048
●ご注文・不良品（乱丁・落丁）については、お客様センター 0120-276-591
●付属の CD-ROM、DVD、ダウンロードの動作不具合などについては、デジタル助っ人サービス 0120-276-592